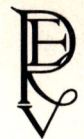

rororo sport
Herausgegeben von Bernd Gottwald

Marion Appel-Schiefer

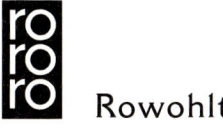

Bodytrainer
Schwangerschaft

Fit für zwei durch Bewegung und Entspannung

Mit Fotos von Horst Lichte

rororo

Rowohlt

Originalausgabe
Veröffentlicht im Rowohlt Taschenbuch Verlag GmbH,
Reinbek bei Hamburg, August 1998
Copyright © 1998 by Rowohlt Taschenbuch Verlag GmbH,
Reinbek bei Hamburg
Umschlaggestaltung Peter Wippermann/Jürgen Kaffer
(Foto: The Image Bank)
Redaktion Thorsten Krause
Fotos zur Aquafitness Dieter Kalteyer
Illustrationen Stefanie Kleinschmidt
Satz Minion und Cantoria MT PostScript, QuarkXPress 3.32
Gesamtherstellung Clausen & Bosse, Leck
Printed in Germany
ISBN 3 499 19461 9

Inhalt

Geleitwort

Viele Frauen sind bis zu ihrer Schwangerschaft sportlich aktiv und sehr körperbewußt. Mit Beginn der Schwangerschaft beginnt die Unsicherheit: Darf ich mich sportlich betätigen, ohne mein Kind zu gefährden? Welche Sportarten sind günstig? Wie soll ich mich ausgewogen ernähren?

Obwohl eine Unzahl von Ratgebern auf dem Markt ist, wird das Thema Sport meist ausgeklammert oder nur am Rande behandelt. Als Geburtsmediziner versuche ich, viele Vorurteile, aber auch Ängste abzubauen und zur körperlichen Aktivität zu ermuntern. Was bisher fehlte, war ein praxisnaher Ratgeber mit Anleitungen aus erfahrener Hand. Als Frau Appel-Schiefer mir ihr Buchkonzept vorstellte, war ich begeistert. Einiges konnte fachlich ergänzt werden. Nun liegt das Buch vor, das vom sporterfahrenen Geburtsmediziner vorbehaltlos empfohlen werden kann und alle Forschungsergebnisse der neuesten Zeit berücksichtigt.

Es zeigt: In der Schwangerschaft sollte nicht nur auf Sport nicht verzichtet werden, sondern er fördert die Gesundheit der Mutter und die Entwicklung des Kindes: Diesem Buch kann man als Arzt daher nur Erfolg wünschen.

Prof. Dr. med. Friedrich Wolff
Städtische Frauenklinik Köln

Vorwort

In der von mir betriebenen Sportmedizin stellt das Thema Schwangerschaft nur einen Teilbereich dar. Und so stand ich zunächst meiner eigenen Diagnose «Schwangerschaft» etwas hilflos gegenüber. Vorher regelmäßig sportlich aktiv, überfielen mich nun Fragen über Fragen: «Was darf ich?» und «Was kann ich?», «Was schadet?» und «Was nützt?».

Das vorliegende Buch erklärt in gleichermaßen einfühlsamer wie kompetenter Weise, was mit dem Körper während des großen Erlebnisses «Schwangerschaft» passiert und wie man – nicht nur sportlich gesehen – damit umgehen sollte. Dabei blickt die Autorin auf einen reichen Erfahrungsschatz zurück, den sie nicht nur der Betreuung unzähliger Mütter, sondern auch ihren eigenen zwei Töchtern verdankt.

Ganz wichtig ist natürlich eine enge Zusammenarbeit mit Ihrer Frauenärztin bzw. Ihrem Frauenarzt. Die Voraussetzung für jegliche Form der Belastung stellt ein gesunder Körper dar. Besonders wenn der Sport vor der Schwangerschaft für Sie keine Bedeutung hatte, Sie nun aber – hinsichtlich des neuerwachten Körperbewußtseins – wild entschlossen sind, ihn samt dem darin entstehenden kleinen Wesen besser zu behandeln. Es geht nicht darum, sich plötzlich zu zwingen, sich rundum gesund zu benehmen! Und das macht auch keinen Spaß! Aber das andere Extrem, das sich gemäß dem Motto «Hilfe, ich bin schwanger!» neun lange Monate leidend zurücklehnt, wird diesen Zustand sicherlich nicht genießen können. Dabei gilt als wichtigster Leitsatz der Geburtshilfe: «Schwangerschaft ist keine Krankheit!» Wenn Sie sich also an bestimmte Richtlinien halten, dosiert sportlich aktiv sind und Risikosportarten meiden, werden Sie sicherlich viel Freude an der Schwangerschaft als solcher haben, nicht nur an dem Ergebnis. Denn die positiven Auswirkungen eines den individuellen Bedürfnissen der werdenden Mutter angepaßten Sportprogrammes lassen sich sowohl anhand des subjektiven Wohlbefindens als auch durch wissenschaftliche Daten belegen. Und Sie werden – wie auch ich selbst – feststellen, daß die Vielzahl an Ratschlägen, die in dem vorliegenden Buch gegeben wird, nicht nur in der Schwangerschaft sehr hilfreich ist, sondern gleichermaßen für das, was danach kommt, zutrifft.

Dr. med. Christine Graf
Deutsche Sporthochschule Köln
Frauenbeauftragte des Deutschen Sportärztebundes

Einleitung

«Ich bin schwanger.» Die Bestätigung dieser leisen Ahnung gab mir für einen Moment das Gefühl, die Welt bliebe stehen.

Unendlich glücklich und unendlich unsicher, wußte ich nicht, wohin mit diesem Wirrwarr der Gefühle und Gedanken. Das erste Ansehen des kleinen Lebewesens auf dem Ultraschallgerät meines Gynäkologen machte mir bewußt, daß sich ein neues Leben in mir entfaltet. Ich würde von nun an nicht mehr nur für mich allein verantwortlich sein.

Tausend Fragen schwirrten mir durch den Kopf. «Was wird denn nun alles anders? Was darf ich in der Schwangerschaft tun? Was soll ich besser lassen?» Selbstverständlich wollte ich jetzt ganz besonders auf meine Gesundheit achten. Nikotin und Alkohol waren sowieso tabu, aber wie würde es mit dem Sport aussehen? Fitnesstraining und Joggen waren seit vielen Jahren zu einem festen Bestandteil meines Lebens geworden. Aus dem Sport schöpfte ich Energie und viel Freude, auf die ich auch in der Schwangerschaft nicht verzichten wollte. Deshalb wollte ich ganz genau wissen, was jetzt an sportlichen Aktivitäten für mich und das Baby gut sein würde und was ungeeignet oder sogar riskant wäre.

An konkreten Informationen zum Sport in der Schwangerschaft war außer einigen wissenschaftlichen Abhandlungen und kleinen Kapiteln in Schwangerschaftsbüchern recht wenig zu finden. Die meisten von ihnen empfahlen Spazierengehen und Schwimmen, doch das reichte mir bei weitem nicht aus. So ist die Idee zum «Bodytrainer Schwangerschaft» entstanden, einem Wegweiser für das sportliche Training in der Schwangerschaft mit seinen Möglichkeiten und Grenzen.

Daß der «Bodytrainer Schwangerschaft» nun tatsächlich vor Ihnen liegt, habe ich den unzähligen Frauen, mit denen ich seither in Kursen und Fortbildungen gearbeitet habe, und der Erfahrung mit meinen eigenen zwei Schwangerschaften zu verdanken. Besondere Unterstützung habe ich von meiner Mutter, meinem Mann Pete, von Prof. Dr. Wolff und Bernd Gottwald erhalten. Sie haben mir das Vertrauen und die nötige Hilfestellung gegeben, mein Ziel zu verwirklichen. Ihnen ein großes Dankeschön. Den Firmen Reebok, Artzt und Hauser danke ich herzlich für die Ausstattung und Marion Hellmann und Horst Lichte für die eindrucksvollen Fotografien.

Marion Appel-Schiefer

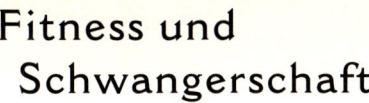

Fitness und Schwangerschaft

Bodytraining und Schwangerschaft sind keine Gegensätze! Schwanger zu sein und ein Baby auf die Welt zu bringen, ist eine normale und natürliche Entwicklung. Sie bedeuten aber auch harte körperliche und psychische Arbeit – und die fällt Frauen, die fit sind, erwiesenermaßen leichter.

Doch was heißt es eigentlich, fit zu sein? Ich verstehe darunter die Bewältigung der individuellen Anforderungen im körperlichen, emotionalen und seelischen Bereich. In einer Lebenssituation, die von so vielen Veränderungen geprägt ist wie die Schwangerschaft, ist es ganz besonders wichtig, die körpereigenen Kräfte zu stärken. Fit zu sein bedeutet dabei nicht nur, sich sportlich aktiv zu bewegen, sondern auch, auf eine ausgewogene Ernährung und genügend Entspannungsphasen zu achten. Fitness in der Schwangerschaft wird so zu einem Lebensstil, in dem gesunde Verhaltensweisen zur Gewohnheit werden. Können Sie sich einen besseren Start in das «neue Leben» für sich selbst und Ihr Baby vorstellen?

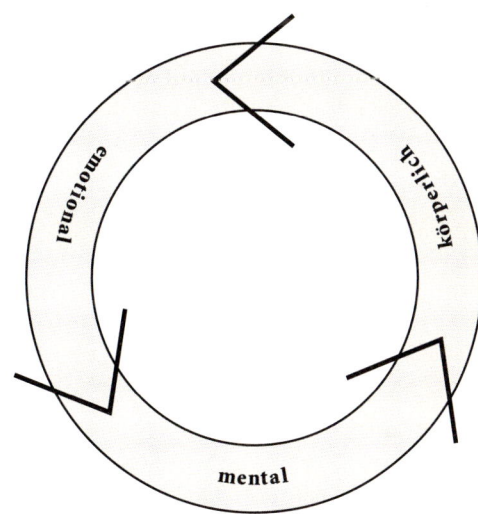

Fitness zeigt sich emotional, mental und körperlich: Das Ganze ist weit mehr als die Summe aller Teile

Möglichkeiten und Grenzen der sportlichen Aktivität

Natürlich ist es optimal, schon vor der Schwangerschaft fit zu sein, doch viele Frauen werden erst mit einem Baby im Bauch sehr gesundheitsbewußt. Das Verantwortungsgefühl für den Fetus, vielleicht aber auch schon lange gefaßte Vorsätze, endlich gesünder zu leben, geben den nötigen Anstoß, aktiv und kontinuierlich etwas für das Wohlbefinden zu tun. Der Erfolg ist schnell spürbar. Schon kleine Veränderungen in der Ernährung haben große Auswirkungen auf die Leistungsfähigkeit, und selbst absolute Anfängerinnen können mit einem guten Fitnessprogramm unter qualifizierter Anleitung sicher und effektiv trainieren. Wenn keine medizinischen Gründe dagegen sprechen, kann jede schwangere Frau in den Genuß der vielfältigen positiven Wirkungen des dosierten Sports kommen:

- Lästige schwangerschaftstypische Begleiterscheinungen wie Rückenprobleme, Krampfadern oder Wassereinlagerungen (Ödeme) lassen sich lindern oder ganz vermeiden.
- Die in der Schwangerschaft besonders beanspruchten Muskelgruppen (insbesondere Rücken, Beckenboden, Bauch) werden sensibilisiert und stabilisiert.
- Das Vertrauen in die eigenen Kräfte wird gestärkt. Wer seinen Körper kennt, versteht ihn besser und kann mit Ängsten und Spannungen angemessener umgehen.
- Das Wohlgefühl beim Sport wird in den Alltag transferiert.
- Die Sauerstoffversorgung wird optimiert. Davon profitiert auch das Baby: Dessen Entwicklung wird insgesamt angeregt. Das Baby genießt gemeinsam mit der Mutter den herrlichen Wohlfühleffekt des sportlichen Tuns. Babys sportlicher Mütter kommen oft besonders fit auf die Welt (z. B. optimales Geburtsgewicht, stabiles Herz-Kreislauf-Verhalten, mehr Muskelglykogen, bessere Kapillarisierung, niedrige Anzahl von Fettzellen).
- Nach der Geburt sind aktive Frauen schneller wieder in Form und den Belastungen und freudigen Aufregungen des Babyalltags gut gewachsen.

Bis vor wenigen Jahren war es kaum vorstellbar, eine schwangere Frau sportlich aktiv zu sehen. Die Schwangerschaft galt beinahe als «Krankheit», die man in möglichst weiten Kleidern und unter Ausschluß der Öffentlichkeit, keinesfalls aber beim Sport verbrachte. Heute ist ein gezieltes Fitness- und

Entspannungstraining zu einem wichtigen Baustein einer harmonischen und aktiven Schwangerschaft geworden. Ob beim Joggen oder Walking im Wald, im Fitness-Studio oder in speziellen Kursen, immer mehr Frauen trainieren auch mit Babybauch.

Was hat sich verändert? Vor allem haben Fitness und Sport in unserer Gesellschaft generell an Bedeutung gewonnen. Die Bedürfnisse haben sich gewandelt. Als Ausgleich zu beruflichen oder familiären Belastungen oder einfach weil es Spaß macht, ist Fitness aus dem Alltag nicht mehr wegzudenken. Aktiv zu sein liegt im Trend unserer Zeit. Nicht nur in Sportvereinen, auch in Fitness-Studios und Wellness-Centern wächst vor allem die Zahl der weiblichen Mitglieder.

Wenn der Sport allgemein wichtig ist, wird auch die Frage nach dem Wie und Wieviel des sportlichen Trainings in der Schwangerschaft immer drängender. Fachleute sind aufgefordert, Antworten zu finden.

Der Fortschritt im medizinisch-technologischen Bereich löste zu Beginn der neunziger Jahre einen regelrechten Boom an Studien aus, die wichtige Aussagen über die Risiken und Grenzen des Sports in der Schwangerschaft treffen konnten. Bis zu diesem Zeitpunkt befürchtete man eine Unterversorgung des Fetus bei körperlicher Belastung der Mutter. Spazierengehen, vielleicht ein bißchen Rückenschwimmen, das war das einzige, was selbst erfahrenen Sportlerinnen aus Unsicherheit lange empfohlen wurde.

Auch heute sind längst nicht alle offenen Fragen bezüglich der Auswirkungen der körperlichen Belastung auf Mutter und Fetus geklärt, doch eines läßt sich eindeutig belegen: **Ein dosiertes Bewegungstraining ist gesund für Mutter und Kind. Es steigert die körperliche, mentale und emotionale Belastbarkeit, erschließt ungeahnte Energiequellen und tut einfach gut.**

Die wichtigste Voraussetzung ist eine normal verlaufende Schwangerschaft ohne medizinische Komplikationen und die Anpassung der körperlichen Aktivitäten an den individuellen Zustand der Schwangeren. Das Einverständnis des Gynäkologen ist unbedingt notwendig für den Sport in der Schwangerschaft. Medizinische Gründe wie z. B. ein stark überhöhter Blutdruck oder vorzeitige Wehen, Vorerkrankungen der Mutter oder Entwicklungsverzögerungen des Fetus können körperliche Belastungen verbieten. Andererseits wird ein Bewegungstraining immer häufiger als Therapie eingesetzt, so z. B. bei der sogenannten Schwangerschaftsdiabetes. **Wo die jeweiligen Möglichkeiten und Grenzen der sportlichen Aktivität für die Schwangere individuell liegen, muß in enger Absprache mit dem Gynäkologen herausgefunden werden.**

Eine 1982 in der Schweiz erstellte Studie kommt zu dem Ergebnis, daß sporttreibende Frauen im Vergleich zu nichtsporttreibenden Frauen während der Schwangerschaft weniger Komplikationen haben und die Anzahl der Fehlgeburten und Kaiserschnitte geringer ist. 87 Prozent der untersuchten Sportlerinnen hatten kürzere Wehen und eine leichtere Entbindung als nicht sportlich aktive Frauen. 1989 ergab eine ähnliche Studie in Amerika, daß Frauen, die in der Schwangerschaft Sport getrieben hatten, die Geburt zu 89 Prozent als weniger schmerzvoll empfanden als Frauen, die während der Schwangerschaft keinen Sport betrieben.

Sicherlich wäre es falsch, den Sport als Allheil- und Wundermittel anzusehen, denn Schwangerschaft und Geburt sind von vielen weiteren Faktoren abhängig, die sich nicht allein durch Fitness beeinflussen lassen. Jedoch sind die vielfältigen positiven Wirkungen des dosierten Trainings beeindruckend. Selbstverständlich darf dabei keinerlei Risiko für Mutter und Kind eingegangen werden. Von daher gilt es, sich genauestens zu informieren und beraten zu lassen, aber auch der Stimme des eigenen Körpers zu vertrauen. Die Devise «viel hilft viel» ist genauso falsch wie der Rückzug auf die Couch. **Eine Kombination von Intuition und Wissen ist die beste Basis für eine gesunde und aktive Schwangerschaft.** Dabei gilt es zu beachten: Fitness und Sport können die Schwangerschaft und Geburt unterstützen und erleichtern, aber keinesfalls die regelmäßigen Untersuchungen des Gynäkologen oder der Hebamme ersetzen!

Veränderungen im Organismus der Mutter

Die Zeit der Schwangerschaft ist von vielfältigen Veränderungen im Organismus der Mutter geprägt, die alle ein gemeinsames Ziel haben: die Entwicklung des Babys und die optimale Vorbereitung auf dessen Geburt. Dieser ca. 40 Wochen dauernde Prozeß ist ein phänomenales Wechselspiel von körperlichen Entwicklungen, gedanklichen Auseinandersetzungen und gemischten Gefühlen, das in alle Lebensbereiche hineinragt.

Interessant sind die Parallelen, die zwischen dem Sport und der Schwangerschaft gezogen werden können. **In der Schwangerschaft wie im Sport ist der Organismus gefordert, sich Belastungen anzupassen.** Die Entwicklung eines Babys erfordert das Zusammenspiel der unterschiedlichen Körpersysteme genauso wie sportliche Aktivitäten dies tun. Das Herz-Kreislauf-System, der Bewegungs- und Halteapparat, der Stoffwechsel, der Hormonhaushalt, aber auch die Psyche reagieren auf die Schwangerschaft und auf den Sport durch Veränderungen. Selbst bei schwangeren Frauen, die überhaupt nicht sportlich aktiv sind, zeigen sich Effekte wie nach einem sportlichen Training. So vergrößert sich z. B. das Herzminutenvolumen, die Atmung wird intensiver, und der Stoffwechsel wird angeregt.

Wer gleichzeitig schwanger und sportlich aktiv ist, beansprucht damit teilweise zur gleichen Zeit dieselben Organsysteme. Genau hier liegt der Schlüssel zu den Möglichkeiten und Grenzen des Sports in der Schwangerschaft. Beides kann sich wunderbar ergänzen, indem z. B. Muskulatur aufgebaut wird, die es leichter macht, das vermehrte Gewicht zu «tragen». Sport und Schwangerschaft können sich aber auch in die Quere kommen, wenn der Sport den schwangerschaftsbedingten Veränderungen nicht angepaßt wird. Bei zu intensiven Belastungen z. B. ist die Gefahr der Überhitzung des Fetus groß, weil die Wärme als Produkt der körperlichen Belastung nicht ausreichend abtransportiert werden kann.

Das Wissen um die schwangerschaftsbedingten Veränderungen des Organismus ist eine wichtige Voraussetzung, um das Trainingsprogramm zu modifizieren und zu dosieren.

Hormonhaushalt

Spezifische Hormone haben als Informationsträger die Aufgabe, den Organismus auf die «schwangere Situation» einzustellen, und dies geschieht in ganz rasanter Weise. In den ersten Wochen der Schwangerschaft spüren die meisten Frauen noch nichts von dem Baby, um so mehr aber von den hormonell bedingten Umstellungen des Organismus. Starke Müdigkeit und Unwohlsein sind oft die ersten körperlichen Zeichen der Schwangerschaft, die die Lust auf sportliche Aktivitäten senken können. Gerade sanfte Bewegung kann jedoch die Übelkeit lindern und die Lebensgeister wecken. Wichtig dabei ist, sich nicht zum Sport zu zwingen. Besonders in den ersten zwölf Wochen ist der Körper durch den Umstellungsprozeß manchmal sehr geschwächt. Da ist es sinnvoller, eine vorübergehende Trainingspause einzulegen und die Zeit zu nutzen, um sich auszuruhen, zu lesen, zu informieren. Wenn die Übelkeit durch extremes Erbrechen begleitet wird, sollte unbedingt ärztlicher Rat eingeholt werden, um Defizite im Mineral- und Flüssigkeitshaushalt auszuschließen. Nicht alle Frauen reagieren auf die hormonelle Umstellung, viele erfahren sogar erst nach mehreren Wochen von ihrem «neuen Zustand». Das ist ein Grund zur Freude – kein Grund, um sich Sorgen zu machen, weil Sie vielleicht Ihren Sport wie gewohnt ausgeübt haben. Falls etwas nicht in Ordnung ist, werden Sie es spüren.

Im gesamten Verlauf der Schwangerschaft beeinflussen die Hormone die sportlichen Möglichkeiten. Die **Östrogene** steigen an, um das Wachstum des Uterus und der Brüste zu fördern. Das führt häufig zu Spannungsgefühlen in den Brüsten, zu einem vermehrten Harndrang und zu Übelkeit, insbesondere in den ersten Wochen. Auch für Wassereinlagerungen können die Östrogene verantwortlich sein.

Der **Progesteronspiegel** erhöht sich ebenfalls: Progesteron ist wichtig für die Stabilität der Fruchtblase und für sanfte Muskelkontraktionen im Bereich der Gebärmutter. Durch Progesteron wird der Blutdruck mitreguliert, er macht die Venen weicher, so daß das größere Blutvolumen passieren kann. Insgesamt verlangsamen sich unter dem Einfluß von Progesteron die Magen- und Darmfunktionen, wodurch es häufiger zu Sodbrennen und Verstopfung in der Schwangerschaft kommt.

Das Hormon **Relaxin**, ein «Weichmacher», sorgt dafür, daß die Sehnen, Bänder und das Knorpelgewebe elastischer und weicher werden, um dem wachsenden Baby Raum zu verschaffen und ihm den Weg in die Welt zu erleichtern. Dadurch und durch die Zunahme der Gelenkflüssigkeit können die Gelenke instabiler werden, was die Verletzungsanfälligkeit eventuell erhöht. Gegen Ende der Schwangerschaft ist die Beweglichkeit der Hand- und Fußgelenke trotz der weichen Bänder oftmals durch Wassereinlagerungen eingeschränkt.

Ein weiteres Hormon, das in der Schwangerschaft erhöht vorliegt, ist das **Insulin**. Bei einer von 300 Frauen kommt es zur sogenannten Schwangerschaftsdiabetes. Erkennungszeichen sind ständiger Durst und häufiges Wasserlassen, auch nachts. Schwangerschaftsdiabetes ist riskant für das Baby und sollte möglichst rechtzeitig erkannt werden. Ein Blutglucosetest gibt schnell Auskunft. Immer mehr Mediziner empfehlen ein dosiertes Fitnesstraining zur Kontrolle des Blutzuckerspiegels. Der Blutdruck wird reguliert und die Sauerstoffaufnahme optimiert.

Tips für das Training

- Bei Übelkeit und Erbrechen sollten Sie den Sport nicht erzwingen und nur sehr sanft trainieren.
- Viele Schwangere kriegen die morgendliche Übelkeit in den Griff, indem sie den Tag mit einem Zwieback, einer Tasse Kräutertee und 15 Minuten sanfter Gymnastik bei offenem Fenster beginnen.
- Aufgrund der instabileren Gelenke sollten Sie Ihre Muskulatur nicht bis zum Maximum dehnen.
- Auf Sprünge und Joggen auf hartem Untergrund und auf abrupte Drehungen sollten Sie verzichten.
- Gutes Schuhwerk ist genauso wichtig wie ein gut stützender BH. Die Füße werden im Verlauf der Schwangerschaft häufig etwas dicker als normal. Wenn Sie regelmäßig trainieren, sollten Sie sich für diese Zeit eventuell neue Schuhe zulegen.

Stoffwechsel

Alle notwendigen Nährstoffe, aber auch die Abfallprodukte des Stoffwechsels (Laktat, Kohlendioxid) erreichen den Fetus über die Plazenta. Der Fetus trainiert also in gewisser Weise mit. Das hat bei moderatem Training u. a. die positiven Effekte des vermehrten Sauerstoffangebots und des schnelleren Stoffaustausches. Intensive Belastungen, die den anaeroben Stoffwechsel aktivieren, bewirken jedoch das Gegenteil. Sie verringern das Sauerstoffangebot für den Fetus, weil der Körper nicht genug Sauerstoff umsetzen kann und so eine «Sauerstoffschuld» eingehen muß. Dies ist ganz besonders gefährlich für das fetale Gehirn und somit ein entscheidender Grund, hochintensive Belastungen in der Schwangerschaft zu vermeiden.

Ebenfalls wichtig ist eine ausreichende Zufuhr von Nährstoffen. Gerade zu Beginn eines Trainings wird Glucose benötigt, für den Organismus der Mutter, hauptsächlich jedoch für den Fetus. Um eine Hypoglycämie (Unterzuckerung) zu verhindern, darf auf eine Erwärmungsphase nicht verzichtet werden.

Tips für das Training

- Ihre Herzfrequenz sollte über längere Zeit nicht mehr als 140 Schläge pro Minute betragen.
- Kürzere Trainingseinheiten, eine ausreichende Flüssigkeitszufuhr sowie luftdurchlässige Kleidung reduzieren das Risiko der Überforderung.
- Ein «Kaltstart» ist ungesund. Beginnen Sie das Training langsam, und geben Sie dem Organismus Gelegenheit, sich an die Belastung anzupassen. Damit beugen Sie Verletzungen vor und erhöhen Ihre Belastbarkeit.

Herz-Kreislauf-System

Bis zum Ende der Schwangerschaft erhöht sich das Blutvolumen, die Gesamtmenge von Blut im Körper, um ca. 40 bis 50 Prozent (es wurden individuelle Schwankungen zwischen 25 und 50 Prozent Blutzunahme festgestellt). Das bedeutet, daß ungefähr 1,5 bis zwei Liter mehr Blut vom Herz-Kreislauf-System befördert werden muß. Die roten Blutkörperchen vermehren sich zwar auch, jedoch nicht entsprechend zum Blutplasma. Weil die roten Blutkörperchen aber Träger des Sauerstoffs sind, steigt das Herzminutenvolumen einer schwangeren Frau, um genügend Sauerstoff zur Verfügung zu stellen. Das Herzminutenvolumen ergibt sich aus den Schlägen des Herzens pro Minute und der Menge Blut, die pro Herzschlag aus dem Herzen gepumpt wird. Das Herz einer schwangeren Frau schlägt also schneller und wirft pro Herzschlag mehr Blut aus. Dennoch steht für sportliche Betätigungen insgesamt weniger Sauerstoff zur Verfügung, und die aerobe Kapazität, die Fähigkeit, ausreichend Sauerstoff umzusetzen, nimmt mit zunehmender Schwangerschaft ab.

Das Spurenelement Eisen ist ebenfalls von der Anzahl der roten Blutkörperchen abhängig und in der Schwangerschaft häufig nicht in ausreichendem Maße vorhanden. Gerade sporttreibende Frauen sollten gegebenenfalls ein zusätzliches Eisenpräparat einnehmen, um eine Schwangerschaftsanämie zu verhindern.

Durch die Zunahme des Blutvolumens nimmt die Thromboseneigung zu, das Blut wird insgesamt dickflüssiger, der Gerinnungsfaktor ist erhöht. Durch die Erweiterung (Dilatation) der Gefäße ist der venöse Rückstrom verlangsamt, wodurch Durchblutungsprobleme und eine Neigung zu Krämpfen entstehen können. Ein dosiertes Training fördert die Durchblutung und beugt Krampfadern vor.

Zum Ende der Schwangerschaft kann das erhöhte Blutvolumen auch zu einem Anschwellen der Schleimhäute führen, das dann die Atmung erschwert.

Tips für das Training

> ❧ Trainieren Sie nicht zu intensiv. Der «Talk Test» ist eine gute Richtschnur: Wenn Sie sich ohne Schwierigkeiten während der Belastung unterhalten können, trainieren Sie in einem gesunden Bereich. Ihre maximale Herzfrequenz im Training sollte 140 Schläge pro Minute betragen. Optimal ist ein Herzfrequenz-Meßgerät zur ständigen Kontrolle Ihrer Herzfrequenz.
> ❧ Ändern Sie die Bewegungsrichtungen nicht zu abrupt, um Schwindelgefühle zu vermeiden. In den letzten 3 Monaten der Schwangerschaft gilt dies insbesondere für den Wechsel von der liegenden zur stehenden Position. Das Blut «sackt in die Beine», Herzrasen, niedriger Blutdruck und Schwindel können die Folge sein.

Atmung

Schon im 2. Monat der Schwangerschaft lassen sich Veränderungen der Atmung feststellen, die durch das Hormon Progesteron gesteuert werden. Das Atemminutenvolumen, die Häufigkeit der Atmung in der Minute, und das Atemzugvolumen, die Menge der Atemluft pro Atemzug, erhöhen sich, um die gesteigerten Belastungen des Organismus auszugleichen.

In der späteren Schwangerschaft drückt die wachsende Gebärmutter das Zwerchfell nach oben. Das kann die Einatmung erschweren, da nicht tief genug eingeatmet werden kann. Eine Schwangere gerät von daher schneller außer Atem, insbesondere bei körperlicher Belastung. Einige Frauen neigen zur Kurzatmigkeit (Hyperventilation), da sie das Gefühl haben, nicht genügend Luft zu bekommen. Dies kann zu leichten Kopfschmerzen bis hin zu Schwindel und Ohnmacht führen.

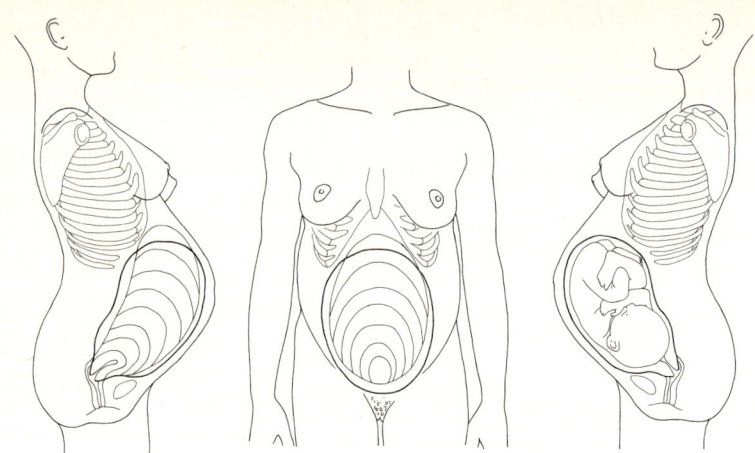

Erschwerte Atmung durch Druck des Uterus: Mit zunehmender Schwangerschaft drückt die Gebärmutter auf das Zwerchfell

Um die eingeschränkte Arbeitsweise des Zwerchfells auszugleichen, weitet sich der Brustkorb einer Schwangeren aus. Die Atmungsrate (Atemzüge pro Minute) erhöht sich in der Schwangerschaft um ca. 45 Prozent, damit der Organismus der Mutter und des Fetus mit Sauerstoff versorgt werden kann. Nehmen Schwangere auch 20 bis 25 Prozent mehr an Sauerstoff auf, so reduziert sich insgesamt dennoch die Menge an Sauerstoff, die für zusätzliche Leistungen, wie z. B. Sport, zur Verfügung steht. Dadurch ist das Ausdauerleistungsvermögen beeinträchtigt.

Eine positive Wirkung hat die verbesserte Kapillarisierung des mütterlichen Organismus. Ein schneller Austausch von Sauerstoff und Kohlendioxid ist so gewährleistet.

Die Regulation der Körpertemperatur (Thermoregulation) während sportlicher Aktivität ist eine weitere wichtige Aufgabe des Atmungs-Systems. Durch körperliche Belastung entsteht als Nebenprodukt Wärme. Je intensiver er arbeitet, desto mehr erhitzt sich der Körper. Bei einem Marathonlauf beispielsweise sind Körpertemperaturen von 40 Grad Celsius durchaus normal. Das Schwitzen ist ein Zeichen für ein funktionsfähiges Kühlsystem. Mit dem Blut wird die Wärme an die Peripherie des Körpers, die Haut, transportiert. Durch die Erhöhung des Blutvolumens funktioniert auch dieses Kühlsystem in der Schwangerschaft besser. Dennoch muß unbedingt darauf geachtet werden, daß sich die Körperkerntemperatur durch den Sport nicht übererhöht. Die Körpertemperatur des Fetus übersteigt die des mütterlichen Organismus um ca. ein Grad Celsius. In einem negativen Gefälle gibt der Fetus normalerweise seine Wärme an die Mutter und dann an die Umgebung ab. Steigt jedoch die Körpertemperatur der Mutter stark an, ist dieses Gefälle nicht mehr gegeben, und der Fetus muß seine eigene Wärme speichern und zusätzlich die gesteigerte Temperatur der Mutter aushalten. Hinzu kommt noch ein erhöhter Sauerstoff- und Energiebedarf des Fetus bei gesteigerter Temperatur. Vor allem das fetale Gehirn ist in den ersten Schwangerschaftsmonaten gegen Überhitzung anfällig.

Die Thermoregulation ist also ein ganz entscheidender Punkt beim Sport in der Schwangerschaft. Die Körpertemperatur der Mutter sollte beim Training an Land 39,2 und beim Training im Wasser 38 Grad Celsius nicht übersteigen, um jedes Risiko durch Überhitzung auszuschließen. Bei einem moderaten Training steigt die Körperkerntemperatur um ca. 0,6 bis ein Grad Celsius an. Mit zunehmender Schwangerschaft ist der Fetus weniger überhitzungsgefährdet. Einige Wissenschaftler erklären dies mit den Anpassungserscheinungen des Organismus an die Schwangerschaft, wie z. B. vermehrter Blutzirkulation und erhöhtes Blutvolumen.

Tips für das Training

* Reduzieren Sie die Trainingsintensität so weit, daß es zu keiner Überbeanspruchung und Überhitzung des Organismus kommt. Ihre Atmung sollte langsam und gleichmäßig erfolgen (maximale Herzfrequenz im Training ca. 140 Schläge pro Minute).

* Trainieren Sie nicht bei starker Hitze. Trainieren Sie zu kühleren Tageszeiten.

* Sorgen Sie immer für eine ausreichende Flüssigkeitszufuhr, die schafft auch Abkühlung.

* Trainieren Sie nicht bei zu hoher Luftfeuchtigkeit, und achten Sie auf eine luftdurchlässige Kleidung.

* Viele Menschen neigen bei anstrengenden Belastungen dazu, den Atem anzuhalten. Das kann in der Schwangerschaft zu Schwindel und Ohnmacht führen. Es hilft, wenn Sie beide Arme hochheben und in dieser Position drei bis vier tiefe Atemzüge machen. Diese Übung nimmt den Druck der Gebärmutter vom Zwerchfell und erweitert den Brustkorb.

Haltung

Durch den wachsenden Babybauch wird der Körperschwerpunkt und damit die Statik der schwangeren Frau verändert. Die Gebärmutter vergrößert sich auf das 600fache ihrer ursprünglichen Größe und schiebt sich im Verlauf der Schwangerschaft in die Bauchhöhle. Es kommt häufig zu einer Beckenkippung und einer sogenannten «dorsalen Rücklage», die den typischen Watschelgang der Schwangeren ausmacht. Zum Ende der Schwangerschaft sind es ca. zehn bis 18 kg Körpergewicht, die es mehr «zu tragen» gilt. Da ist eine gute Körperhaltung und eine kräftige Muskulatur sehr wichtig.

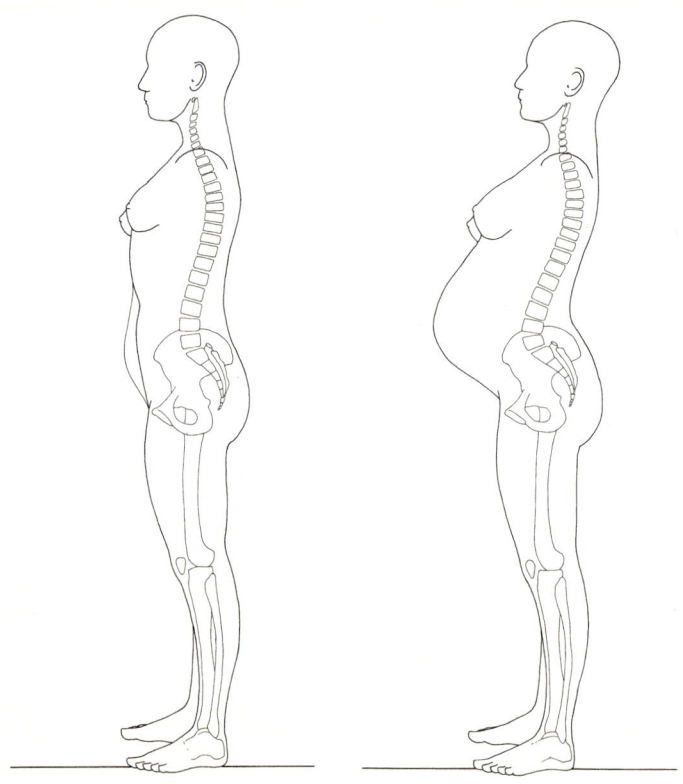

Statik im Verlauf der Schwangerschaft

Tips für das Training

* Achten Sie auf eine optimale Körperhaltung, und trainieren Sie die besonders beanspruchten Muskelgruppen (siehe Rückenfit für zwei, S. 56 ff.).
* Vorsicht bei allen Sportarten, die besondere Balance verlangen, z. B. Inline-Skating, Joggen, Aerobic.
* Halten Sie ausreichende Entspannungsphasen ein.
* Achten Sie auf gutes Schuhwerk und einen stützenden BH.

Die Veränderungen auf der körperlichen Ebene haben natürlich auch Auswirkungen auf die Psyche und die mentale Verfassung in der Schwangerschaft. Wer beispielsweise in den ersten Wochen der Schwangerschaft von Übelkeit geplagt ist, wird sich auch psychisch nicht fit fühlen und mental weniger belastbar sein als gewohnt. Wenn man weiß, wie man die Beschwerden lindern kann, und entsprechend handelt, sieht die Situation schon ganz anders aus. Das Wechselspiel zwischen Körper, Geist und Psyche ist immer da und bietet eine große Chance, Balance und Harmonie täglich neu zu finden.

Auswirkungen des Sporttreibens auf die Entwicklung des Fetus

Die Frage nach dem Einfluß des Sports auf die Entwicklung und das Wohlbefinden des wachsenden Babys ist der Inhalt vieler wissenschaftlicher Studien zum Thema Sport und Schwangerschaft. Hier sind die wichtigsten Ergebnisse und ihre Bedeutung für die Praxis.

Blutzufuhr und Sauerstoffversorgung

Während der körperlichen Aktivität der Mutter kommt es zu einer Umverteilung des Blutes innerhalb des Körpers. Das Blut fließt verstärkt zur arbeitenden Muskulatur (Arme, Beine etc.), während die inneren Organe und damit auch der Fetus geringer durchblutet werden. Es gibt bislang noch keine ausreichend entwickelte technische Möglichkeit, um die Blutzirkulation genau zu untersuchen, doch es steht fest, daß aufgrund der physiologischen Veränderungen in der Schwangerschaft bei moderatem Training keine Unterversorgung des Fetus durch den Sport zu befürchten ist. Das erhöhte Blutvolumen, das erhöhte Herzminutenvolumen und die Erweiterung der Gefäße gewährleisten eine ausreichende Blutzirkulation und decken den Bedarf des Fetus. Wer sich dosiert belastet, beschleunigt sogar den Stoffwechsel und fördert damit die Sauerstoffbereitstellung für den Fetus.

Entscheidend ist das Maß der Belastung, das dem individuellen Trainingszustand angepaßt werden muß, um eine Überhitzung und Unterversorgung des Fetus auszuschließen. Solange keine weiteren Studien vorliegen, sollte keine schwangere Frau bis zur Belastungsgrenze trainieren. Die Trainingsherzfrequenz sollte maximal etwa 140 Schläge pro Minute betragen. Dieses Maß einzuhalten ist nicht schwierig, wenn auf die Signale des Körpers geachtet wird.

Herzfrequenz

Die Herzfrequenz des Fetus gilt als Indiz für dessen Gesundheit und Wohlbefinden. Während der sportlichen Aktivität der Mutter erhöht sich die Herzfrequenz des Fetus um fünf bis 25 Schläge pro Minute. Dies könnte als ein Zeichen dafür gewertet werden, daß dem Fetus weniger Sauerstoff zur Verfügung steht und das Herz entsprechend häufiger pumpen muß, um die Versorgung zu sichern. Doch besteht kein Grund zur Beunruhigung, da die Herzfrequenzerhöhung zunächst einmal nichts anderes als eine physiologische Antwort des Fetus auf die Aktivität der Mutter ist. Die Erhöhung der Herzfrequenz des Fetus in diesem Rahmen hat keine weiteren gesundheitlichen Konsequenzen.

Eine weitere Beobachtung ist jedoch von großer Bedeutung für das Wohlbefinden des Fetus: Nach sehr anstrengenden Belastungen ist ein starker Abfall der Herzfrequenz zu verzeichnen, was zu einer Minderversorgung führen kann. Dies ist jedoch nur nach sehr anstrengenden Aktivitäten und nur für eine bis drei Minuten beobachtet worden. Diese Feststellung ist ein weiteres entscheidendes Argument dafür, in der Schwangerschaft nicht mit hohen Intensitäten zu trainieren.

Geburtsgewicht

Es gibt verschiedene Studien bezüglich der Geburtsgewichte von Babys sportlich aktiver Mütter im Vergleich zu inaktiven Schwangeren. Zusammenfassend ergibt sich folgendes Bild: Die Babys sportlich aktiver Frauen haben ein um etwa 300 g geringeres Gewicht bei der Geburt, was durch den geringeren Körperfettanteil begründet ist. Wer sich zwar regelmäßig, aber minimal sportlich betätigt, bekommt wahrscheinlich ein Baby, das um ca. 100 g schwerer ist als das Baby einer inaktiven Frau.

Als sicherer Anhaltspunkt für die richtige Belastungsintensität während der Schwangerschaft dient die kontinuierliche Gewichtszunahme der Mutter und der Entwicklungsstand des Fetus. Wenn Unsicherheiten auftreten, sollte immer die betreuende Hebamme oder der Gynäkologe zu Rate gezogen werden.

Risiko der Fehlgeburt

Viele Frauen befürchten ein erhöhtes Fehlgeburtsrisiko durch die sportliche Belastung. Es gibt jedoch keine Hinweise darauf, daß moderater Sport das Risiko einer Fehlgeburt erhöht. Im Gegenteil: Ein gezieltes Fitnessprogramm kann die Entwicklung des Fetus fördern und schwangerschaftstypische Begleiterscheinungen wie Rückenschmerzen, übermäßige Gewichtszunahme oder Krampfadern lindern oder ganz verhindern. Es fehlen noch ausführliche Studien sowohl über die unterschiedlichen Sportarten und ihre Wirkung auf den Fetus, ebenso wie Studien, die die Auswirkungen des Sports in der Schwangerschaft auf die postnatale Phase (nach der Geburt) genauer untersuchen.

Co-Faktor Ernährung

Die Ernährung ist ein wichtiges Fundament der Fitness und der Schlüssel für die Energie im Alltag. Kein noch so gutes Bewegungsprogramm kann Defizite in der Ernährung ausgleichen. Das gilt insbesondere für schwangere Frauen, die sich selbst und das wachsende Baby optimal versorgen möchten.

Elementar ist die Ernährung für alle schwangerschaftstypischen Leistungen des Organismus wie das Wachstum von Plazenta und Uterus, die Vergrößerung des Blutvolumens und die Versorgung von Mutter und Baby. **Das Baby ißt mit. Die Schwangere ißt also tatsächlich für zwei, dies sollte allerdings die Qualität (Wertigkeit) und nicht die Quantität (Menge) der Speisen betreffen.**

Die werdende Mutter benötigt zu Beginn der Schwangerschaft kaum mehr Kalorien, viel entscheidender ist, was an Nährstoffen in diesen Kalorien steckt. Auf Zucker, Weißmehl und fettreiche Nahrungsmittel sollte so oft als möglich verzichtet werden, denn sie liefern viele Kalorien, aber wenig Nährstoffe. Vollkorn- und Milchprodukte, frisches Obst und Gemüse sowie mageres Fleisch und Fisch sind die gesunden Bausteine der Ernährung.

Der Kalorienbedarf wächst mit zunehmender Schwangerschaft von ca. 2200 bis auf 2600 kcal pro Tag, immer in Abhängigkeit von der körperlichen Belastung. Schwangere, die sportlich aktiv sind, benötigen ab dem dritten Schwangerschaftsmonat zusätzlich ca. 200 bis 400 kcal täglich, je nach Intensität und Umfang der sportlichen Aktivität. **Der Mehrbedarf an Kalorien beträgt im ersten Drittel der Schwangerschaft ca. 100 kcal, im zweiten Drittel 300 kcal und erst im letzten Drittel ca. 400 kcal täglich.**

Nicht nur die Schwangeren, auch viele Ärzte legen noch immer großen Wert auf die Kontrolle des Körpergewichts und orientieren sich dabei an Tabellen und Formeln. Die Frage «Wieviel haben Sie zugenommen?» wird leider viel häufiger gestellt als die wesentlich sinnvollere Frage «Wie ernähren Sie sich?». **Entscheidend ist nicht das Gewicht, sondern die Ernährung.**
Wer sich ausgewogen und vielseitig ernährt, braucht keinerlei Bedenken zu haben, in der Schwangerschaft zuviel an Gewicht zuzunehmen. Es gibt nur selten medizinische Gründe, die eine besondere Überwachung des Gewichtes verlangen. Eine ausgewogene und vielseitige Ernährung für sich und das Baby erreichen Sie mit den folgenden Grundsätzen.

Vernünftig zunehmen

Eine kontinuierliche Zunahme des Gewichtes in der Schwangerschaft ist für die Entwicklung des Babys und die Gesundheit der Mutter von großer Bedeutung. Ein zu geringes Geburtsgewicht ist für ein Baby ein ebenso hohes Gesundheitsrisiko wie ein überhöhtes Geburtsgewicht (10 Prozent aller Neugeborenen sind übergewichtig, d. h., sie wiegen über 4000 g). Eine amerikanische Studie ergab, daß Babys von Müttern, die fünfmal in der Woche 30 Minuten körperlich aktiv waren, optimale Geburtsgewichte zeigten.

Die individuelle Gewichtszunahme in der Schwangerschaft ist von vielen Faktoren abhängig. Eine Zunahme von zehn bis 18 kg ist völlig normal. Das Ausgangsgewicht und die Konstitution der Frau spielen dabei ebenso eine Rolle wie das Maß der körperlichen Belastung. So nehmen sehr schlanke Frauen in der Regel gerade zu Beginn einer Schwangerschaft etwas mehr zu als Frauen, die kräftig sind oder Übergewicht haben.

Nicht diäten, sondern Bedürfnisse erkennen

Eine Schwangerschaft ist auf keinen Fall der richtige Zeitpunkt, um Diät zu halten oder gar eine Diät auszuprobieren. Eine Diät kann schnell zu Mangelerscheinungen und schweren Gesundheitsbeeinträchtigungen der Mutter und des Fetus führen.

Das richtige Maß zu finden, nicht zuviel, aber auch nicht zuwenig zu essen, ist keine Kunst, wenn die Signale des Körpers richtig gedeutet werden. Nicht immer ist es Hunger, wenn wir das Bedürfnis spüren, zu essen. Auch der Hunger nach Zuwendung, Liebe, Unterhaltung etc. spielt eine Rolle. Viele Menschen versuchen, jede Art des Hungers mit etwas Eßbarem zu stillen, und das funktioniert nicht. Das Gleichgewicht des Organismus wird gestört. Wer seine Bedürfnisse besser erkennt, kann auch leichter entscheiden, was er gerade benötigt. Oftmals sind es aber auch Gewohnheiten, die sich über Jahre eingeschlichen haben und die nur schwer zu durchbrechen sind. Das tägliche Stück Kuchen, die tägliche Tüte Chips beim Fernsehen usw.

Nehmen Sie die Schwangerschaft als Chance, gesundes Essen zur Gewohnheit werden zu lassen, und probieren Sie Alternativen aus. Vielleicht fühlen Sie sich mit einem Stück frischem Obst ja sogar viel besser als mit einem Stück Sahnetorte.

Vielseitig und ausgewogen essen

Ausgewogen und vielseitig zu essen, das bedeutet konkret:
- Fett und Zucker reduzieren, viel frisches Obst und Gemüse genießen.
- Vollkornprodukte anstelle von Weißmehlprodukten bevorzugen.
- Mageres Fleisch oder Fisch an mindestens 3 Tagen in der Woche essen.
- Milch und Milchprodukte als wichtige Eiweiß- und Mineralstofflieferanten täglich auf dem Speiseplan haben.
- Ausreichend Flüssigkeit (zwei bis drei Liter Mineralwasser oder verdünnte Frucht- oder Gemüsesäfte) trinken.
- Auf Alkohol möglichst ganz verzichten.

Zwei bis drei Tassen Kaffee oder Tee täglich sind in der Schwangerschaft unbedenklich, allerdings sind beide Genußmittel Flüssigkeits- und Vitaminräuber. Für den Abbau der Inhaltsstoffe benötigt der Organismus Wasser. Trinken Sie also ein zusätzliches Glas Mineralwasser pro Tasse Kaffee / Tee.

Fünf kleinere Mahlzeiten sind für den Stoffwechsel günstiger als drei Hauptmahlzeiten. Versuchen Sie, ca. alle drei Stunden etwas zu essen, damit der Blutzuckerspiegel nicht so weit absinkt.

Auf die Mikronährstoffe Folsäure, Eisen, Jod, Fluor und Calcium sollte in der Schwangerschaft besonderer Wert gelegt werden. Sie lassen sich durch die natürliche Ernährung zuführen und sollten nur bei Mangelerscheinungen substituiert werden. Wann eine Zufuhr durch Ergänzungspräparate nötig ist, sollte immer mit dem Arzt abgesprochen werden.

Täglich

sparsam:
Fett, Zucker, Salz, Süßigkeiten, Alkohol

höchstens 2–3 fettarme Portionen:
Milch und Milchprodukte, Fleisch,
Wurstwaren, Fisch und Eier

wenigstens 3 Portionen:
Gemüse, Hülsenfrüchte,
Kartoffeln

wenigstens 4 Portionen·
Getreide und
Getreideprodukte

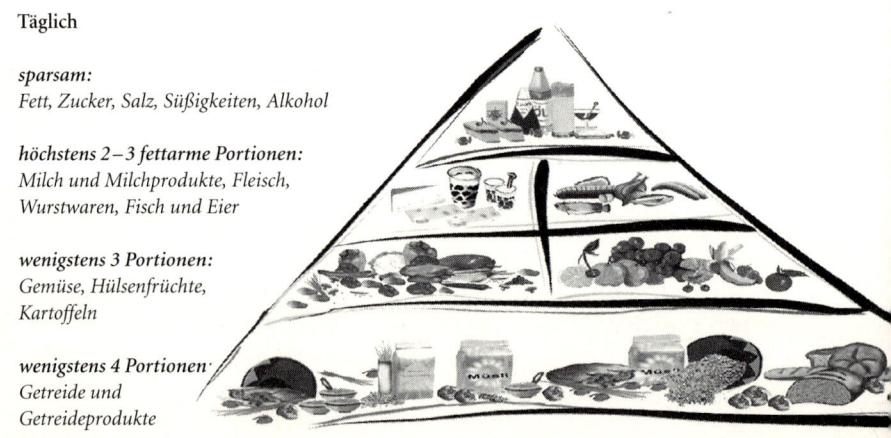

Vitamine und Spurenelemente in den Nahrungsmitteln

Vitamine und Spurenelemente, die in der Schwangerschaft besonders nötig sind, finden sich vorwiegend in folgenden Nahrungsmitteln:

Vitamin A: Möhren, Tomaten, Feldsalat, dunkles Blattgemüse, aber auch Butter und Eier.

Vitamin B1, B2, B6: Hefe, Sojabohnen, Nüsse, B6: Avocados, Milch, Eigelb, Bananen.

Vitamin B12: Milch, Eier, Käse, Nüsse, Sonnenblumenkerne.

Vitamin C: Kiwis, Orangen, rote Paprika.

Vitamin D und E: Sprossen.

Eisen: Vorwiegend in magerem Fleisch, Eiern und Hülsenfrüchten. Es dient vor allem der Blutbildung. Vom Organismus wird Eisen am besten aufgenommen, wenn gleichzeitig Vitamin C zugeführt wird.

Folsäure: Vor allem in grünem Blattgemüse, Vollkorn- und Hefeprodukten. Dieses Vitamin der B-Gruppe ist wichtig für die Entwicklung des Fetus. Am sinnvollsten ist die Einnahme schon vor der Schwangerschaft und in der Frühschwangerschaft.

Jod: Jod findet sich in jodiertem Salz und in Seefisch. Es ist bedeutsam für die Funktionen der Schilddrüse und für das Wachstum des Babys.

Calcium: Brokkoli ist eine hervorragende Calcium-Quelle, ebenso Milch und Molkereiprodukte.

Magnesium: Kohl, grünes Blattgemüse, Sellerie, Äpfel, Pfirsiche, Vollkorngetreide und Sonnenblumenkerne.

weniger

Täglich mindestens 1,5 Liter Getränke

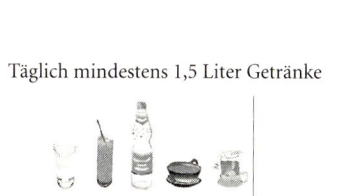

reichlicher

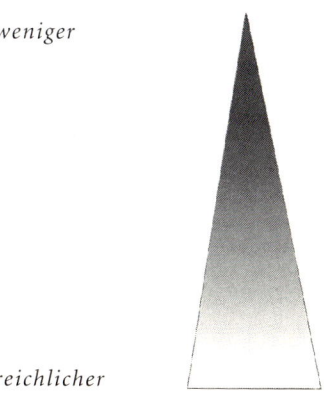

Bei der Durchsicht der empfohlenen Nahrungsmittel wird deutlich, daß sich einige, wie z. B. frisches Obst, Gemüse und Vollkornprodukte, ständig wiederholen. Wenn Sie in diesem Bereich eine ausreichende Versorgung sicherstellen, haben Sie eine gesunde Ernährungsbasis für sich selbst und das Baby gelegt, ohne auf zu viele Ergänzungsstoffe zurückgreifen zu müssen.

Als Erläuterung zum Ernährungsdreieck: Der entscheidende Punkt in der Ernährung der Schwangeren liegt in dem Mehrbedarf in Form von essentiellen Nährstoffen, Vitaminen und Mineralstoffen und nicht in dem Mehrbedarf an Energie. So sollte sich die Fettzufuhr reduzieren und die Kohlenhydratzufuhr erhöhen. Kohlenhydrate allerdings in Form von komplexen Kohlenhydraten wie Vollkornprodukten, Kartoffeln, Obst und Gemüse und nicht in Form von Süßigkeiten und zuckerhaltigen Speisen.

Der Mehrbedarf an Mineralien und Vitaminen ist aus der folgenden Tabelle ersichtlich.

Empfehlungen der Deutschen Gesellschaft für Ernährung für die tägliche Nährstoffzufuhr der Schwangeren (ab 4. Monat)

	Menge pro Tag	davon Zuschlag
Energie (kcal)	2500	300
Protein (g)	58	10
Kalzium (mg)	1200	300
Eisen (mg)	30	15
Jod (µg)	230	30–50
Zink (mg)	15	3
Vitamin A (mg RA**)	1,1	0,3
Vitamin D (µg)	10	5
Vitamin E (mg)	14	2
Vitamin K (mg)	65	5
Vitamin B1 (mg)	1,5	0,4
Vitamin B2 (mg)	1,8	0,3
Niacin (mg)	17	2
Vitamin B6 (mg)	2,6	1
Folsäure (µg)	300*	150
Vitamin B12 (µg)	3,5	0,5
Vitamin C (mg)	100	25

* 1995 von den Fachgesellschaften in der Frühschwangerschaft 400 µg empfohlen

** RA = Retinolquivalente, 1 mg RA = 6 mg all-trans-Beta-Carotin

Einschränkungen beim Essen

Es gibt recht wenige Einschränkungen bezüglich des Essens. Die folgenden Punkte sollten in der Schwangerschaft jedoch unbedingt beachtet werden, da eine Gefahr für das ungeborene Baby bestehen kann:

Toxoplasmose: durch rohes Fleisch (z. B. Tartar, Mettwurst, Roastbeef oder ähnliches) können Toxoplasmoseerreger in den Organismus der Mutter gelangen und eine Gefahr für den Fetus bedeuten. Toxoplasmoseerreger werden über Katzenkot ausgeschieden und können durch Wind auch auf Obst und Gemüse gelangen. Frisches Gemüse und Obst sollte vor dem Verzehr immer gründlich gereinigt werden.

Listeriose: Weichkäse, Rohmilchkäse oder halbfester Schnittkäse, Käseränder und Rohmilch können Listerien verbreiten. Eine Infektion durch diese Bakterien bleibt für den Betroffenen oft unbemerkt, kann jedoch das ungeborene Kind schädigen. Von daher sollte in der Schwangerschaft auf die genannten Nahrungsprodukte verzichtet werden.

Nikotin: Nehmen Sie die Herausforderung an, sich vom Zigarettenkonsum zu befreien, zumindest für die Zeit der Schwangerschaft. Sie schaden sich und dem Kind, da gibt es nichts zu beschönigen oder zu verharmlosen. Gibt es einen schöneren Grund, mit dem Rauchen aufzuhören, als die Schwangerschaft?

Alkohol: Ihr Baby trinkt, was Sie trinken, und von daher ergibt sich von selbst, daß auf Alkohol in der Schwangerschaft möglichst ganz verzichtet werden sollte. Ein Gläschen Wein, Sekt oder Bier darf es in Ausnahmefällen jedoch sein.

Gesundes Training
für schwangere Frauen

Aktiv zu bleiben oder zu werden, ohne die Gesundheit des Fetus und der Mutter zu gefährden, das ist das oberste Gebot beim sportlichen Training in der Schwangerschaft. **Jede Schwangerschaft ist absolut einzigartig und individuell, hat ihre Besonderheiten und Grenzen, die es zu erkennen und zu beachten gilt. Nicht jede Frau wird in den Monaten der Schwangerschaft aktiv bleiben können, aber jede Frau kann in dieser Zeit einen gesunden Lebensstil entwickeln und beibehalten.**

Angemessenheit der Ziele

Die richtigen Ziele beim Sport in der Schwangerschaft gewährleisten ein effektives und gesundes Training, ersparen Enttäuschungen und schützen vor Überforderungen. **Unterforderung schwächt, Überforderung schadet, Übung stärkt!**

Menschen treiben aus recht unterschiedlichen Gründen Sport, wobei für Frauen laut wissenschaftlichen Studien die folgenden Motive an vorderer Stelle stehen:

- Verbesserung von Figur und Aussehen
- Körperliche Fitness
- Ausgleich familiärer und beruflicher Belastungen
- Spaß
- Entspannung

Auch in der Schwangerschaft können diese Ziele verwirklicht werden, allerdings mit einer anderen Gewichtung der einzelnen Ziele. In der Schwangerschaft steht nicht die Figur, sondern das Wohlbefinden und die Entspannung im Vordergrund.

Die meisten Frauen können es gar nicht erwarten, bis man den Babybauch endlich sieht, damit auch alle anderen wissen: Ich bin schwanger! Häufig treten jedoch auch Ängste, Verunsicherungen und viele Fragen auf. «Werde ich durch die Schwangerschaft meine gute Figur verlieren? Wie gefällt meinem Partner mein veränderter Körper? Wie lange wird es dauern, bis ich nach der Geburt wieder mein Wunschgewicht habe?»

Gerade sportlichen Frauen fällt es manchmal schwer, den sich rundenden und weicher werdenden Körper anzunehmen. Sie sind einen schlanken, durchtrainierten und leistungsfähigen Körper gewohnt, der ihnen auch von der Außenwelt viel Anerkennung bringt. Die Veränderung des Körpers verunsichert sie, und sie befürchten, nie mehr zu ihrer ursprünglichen Form zurückzufinden. Diese Ängste sind verständlich, aber unnötig. **Schwangerschaft ist eine wunderbare Chance, den eigenen Körper in seiner Veränderbarkeit und Einzigartigkeit neu kennenzulernen.** Die Faszination und Freude, daß in diesem Körper ein Baby entsteht, das schon nach wenigen Wochen direkt zu spüren ist, bringt viele Frauen erst in Kontakt mit ihrem Körper.

In unserer Gesellschaft hat Schlanksein gerade bei den Frauen zu oft ein ungesundes «Gewicht». Das Streben nach Körpermaßen, die mindestens fünf Kilogramm unter dem Gewicht liegen, das die Waage gerade anzeigt, stört sehr schnell das Verhältnis zum eigenen Körper. **Eine kontinuierliche Gewichtszunahme in der Schwangerschaft ist lebensnotwendig für die Entwicklung des Fetus und für die Gesundheit der Mutter.** Die Zunahme des Körpergewichts bedeutet, daß sich das Baby entwickelt und wächst. Ein gesundes Geburtsgewicht ist eine wichtige Basis für einen guten Start ins Leben. Zudem stellt der weibliche Organismus eine Menge an «Material» zur Verfügung, um die ständig steigenden Anforderungen zu bewältigen. Die Gebärmutter wächst etwa um das 600fache ihrer Ursprungsgröße, das Blutvolumen erhöht sich (um 25 bis 50 Prozent), und die Brüste werden schwerer. **All diese Veränderungen sind reversibel und werden zurückgebildet, wenn sie nicht mehr benötigt werden.**

Viele Frauen haben wenige Monate nach der Geburt eine bessere Figur als vor der Schwangerschaft, unabhängig davon, wieviel Gewicht sie während der Schwangerschaft zugenommen haben. Die Ursache dafür liegt oft in dem positiven Verhältnis zum Körper, das viele Frauen durch die Schwangerschaft und das Erlebnis der Geburt entwickeln. **Sich-Wohlfühlen in der eigenen Haut, sich und dem Baby besonders viel Gutes tun, das sollte beim Sport in der Schwangerschaft im Vordergrund stehen. Übertriebener Ehrgeiz und Erfolgszwang sind völlig fehl am Platze.**

Schwangerschaft als sportliche Beanspruchung

Die Belastungen der Schwangerschaft sind durchaus mit einer sportlichen Beanspruchung zu vergleichen. Der Organismus arbeitet und leistet mehr, um Veränderungen der Mutter (Hormone, Gewicht etc.) sowie die Versorgung und Entwicklung des Fetus zu gewährleisten. Körperlich ist das z. B. an einem erhöhten Ruhepuls festzustellen.

Auch ohne aktives sportliches Tun zeigt eine schwangere Frau Trainingseffekte, die sich sonst nur durch körperliches Training entwickeln:
- das Schlagvolumen (Blutmenge, die das Herz mit jedem Schlag in den Körper pumpt) erhöht sich
- die Atmung wird tiefer
- das Gesamtblutvolumen steigert sich um etwa 40 Prozent
- der Stoffwechsel wird angeregt
- das Herz vergrößert sich etwas
- die Menge der roten Blutkörperchen steigt

Diese Trainingseffekte beschränken sich jedoch auf die organische Anpassung, der Bewegungsapparat, insbesondere die Muskulatur, verändert sich ohne ein gezieltes Training nicht. Im Gegenteil, spezifische Muskelgruppen (z. B. Beckenboden und Bauchmuskulatur) werden durch die Schwangerschaft so stark belastet, daß sie an Elastizität und Spannkraft verlieren. Der Muskeltonus wird insgesamt niedriger, und durch die Verlagerung des Körperschwerpunktes kommt es häufig zu sogenannten muskulären Dysbalancen, die Spannungen, Verkrampfungen und Schmerzen zur Folge haben können.

Durch ein dosiertes und kombiniertes Kraft-, Stretching- und Entspannungstraining können Probleme vermieden, zumindest aber gelindert werden. **Die Voraussetzung für das Maß an Sport ist der individuelle Trainingszustand und der Verlauf der Schwangerschaft. Es ist nicht die Zeit für Leistungssteigerungen. Die Modifikation und Dosierung des Trainings muß den individuellen Bedürfnissen und Vorerfahrungen angepaßt sein.**

Die individuelle Belastbarkeit

Das allgemeine Ziel der sportlichen Aktivität schwangerer Frauen ist die Steigerung der körperlichen Belastbarkeit:
- Verbesserung der Atmung
- Verbesserung der Haltung
- Verbesserung oder Beibehaltung der Ausdauer
- Verbesserung der Beweglichkeit
- Verbesserung des Muskeltonus
- Verbesserung der Körperwahrnehmung
- Verbesserung der Entspannungsfähigkeit

Das persönliche Zielniveau richtet sich nach den Vorerfahrungen und dem Trainingszustand der Schwangeren sowie nach dem individuellen Verlauf der Schwangerschaft.

Anfängerinnen oder Wiedereinsteigerinnen

Im Vordergrund steht der Beginn eines sanften Trainings mit dem Ziel, die körperliche Fitness aufzubauen und schwangerschaftstypischen Begleiterscheinungen entgegenzuwirken. Aquafitness, Walking, Fitballübungen oder gezielte Gymnastik eignen sich hervorragend. Es kann jederzeit gestartet werden, wenn aus medizinischer Sicht nichts dagegen spricht. «Fitness light» steigert das Wohlbefinden und die Energie. Die häufigen Phasen der Müdigkeit und Unausgeglichenheit vor allem in den ersten drei Schwangerschaftsmonaten lassen sich einfacher bewältigen. Jede übermäßige Anstrengung, Aufregung oder Belastung sollte jedoch vermieden werden. Was individuell zuviel ist, ist eindeutig zu spüren.

Tägliches Spazierengehen oder Radfahren sind ein guter Start, um beweglicher und frischer zu werden. Diese «Sauerstoffduschen» an der frischen Luft tun Mutter und Baby gleichermaßen gut.

Die «Fit für zwei»-Trainingsprogramme Richtig atmen (S. 48 ff.), Rückenfit für zwei (S. 56 ff.), Basisprogramm Bauch und Beckenboden (S. 65 ff.), Üben mit dem Partner (S. 106 ff.) und Entspannung (S. 111 ff.) eignen sich besonders gut für das Training zu Hause. Wer lieber in einer Gruppe aktiv ist oder sich unsicher fühlt, findet den Einstieg am besten unter qualifizierter Anleitung in speziellen Kursen oder in der Einzelbetreuung.

Freizeitsportlerinnen

Wer es gewohnt ist, regelmäßig Sport zu treiben, kann den gewohnten Fitnesslevel auch in der Schwangerschaft erhalten, selbst wenn Umfang und Intensität der Belastung etwas heruntergeschraubt werden, da die Schwangerschaft allein schon eine körperliche Beanspruchung darstellt. Untersuchungen bestätigen, daß gerade Freizeitsportlerinnen ihren Fitnesslevel über die Schwangerschaft hinaus selbst bei reduziertem Training erhalten können. Nach den ersten drei Monaten der Schwangerschaft, in denen Müdigkeit und manchmal auch Übelkeit das Training oft behindern, fühlt man sich häufig so fit wie nie!

Riskante Sportarten sollten vermieden und neue, weniger riskante Sportarten ausprobiert werden (siehe S. 40 f.).

Leistungssportlerinnen

Eine Schwangerschaft braucht nicht das Ende der sportlichen Karriere zu bedeuten. Es gibt immer wieder Sportlerinnen, die erst nach der Geburt eines Kindes zu ihrer Topleistung gefunden haben. Einige Wissenschaftler sprechen sogar von einem Leistungssprung nach der Geburt eines Kindes.

Zwar wurde z. B. Anja Fichtel-Mauritz im fünften Schwangerschaftsmonat Deutsche Meisterin im Florettfechten, vom Wettkampfgeschehen sollte man sich für die Zeit der Schwangerschaft aus Sicherheitsgründen aber möglichst verabschieden. Ein Wettkampf stellt immer ganz besondere Ansprüche, absolute Konzentration und Leistungsfähigkeit sind gefordert. Da können schnell Konflikte mit den Bedürfnissen des Fetus auftreten.

Eine Trainingsreduktion in Abhängigkeit von der jeweiligen Sportart ist in der Schwangerschaft immer notwendig, ebenso eine Modifikation des Trainings. Die spezifische Sportart, das individuelle Empfinden und der Verlauf der Schwangerschaft sind auch hier die begrenzenden Faktoren. Während einige Sportarten wie Joggen oder Schwimmen in reduzierter Form häufig durchgängig betrieben werden können, sollte auf riskante Sportarten wie z. B. Fechten, alpines Skilaufen oder Fallschirmspringen besser verzichtet werden (siehe S. 40 f.).

Die Schwangerschaft kann genutzt werden, um neue Sportarten auszuprobieren. Aquafitness oder ein kombiniertes Walking- und Gymnastikprogramm erhalten die körperliche Fitness. Die Zeit der Schwangerschaft eignet sich auch optimal für die Verbesserung der mentalen Fitness, z. B. durch ein Visualisieren spezifischer Bewegungsabläufe oder ein gezieltes Entspannungstraining.

Jede Schwangerschaft ist anders

Manchmal verläuft eine Schwangerschaft ganz anders, als man es sich vorgestellt hat. Es können z. B. Probleme auftreten, die eine absolute Ruhigstellung der Schwangeren verlangen. Da wird die Geduld auf eine schwere Probe gestellt. Tage- oder gar wochenlanges Liegen ist oft besonders schwer für Frauen, die gerne und regelmäßig Sport treiben. Wenn dieser Fall für Sie zutrifft, versuchen Sie diese Zeit als Chance zu sehen, alles in Ihrem Leben etwas «ruhen» zu lassen. Vielleicht brauchen Sie diese Zeit sogar, um Abstand von der Hektik des Alltags zu gewinnen. Richten Sie Ihre Aufmerksamkeit auf sich und Ihr Baby, und stellen Sie sich vor, wie es sein wird, wenn Sie es in den Armen halten. **Nehmen Sie die Dinge an, wie sie kommen, und verändern Sie, was Sie ändern können!**

Bleiben Sie in Gedanken aktiv. Wenn Sie sich genau vorstellen, wie Sie gerade durch einen Wald joggen oder Gymnastik machen, werden Sie spüren, daß Sie tatsächlich auch körperlich aktiv sind, ohne überhaupt aufzustehen. Dabei ist wichtig, sich die genauen Bilder vor Augen zu führen und vielleicht sogar Gerüche oder Farben ganz konkret wahrzunehmen. Es funktioniert, probieren Sie es aus!

Vielleicht können Sie aber auch unter der Anleitung einer qualifizierten Trainerin spezielle Übungen im Liegen machen oder sich eine Hängematte besorgen, in der Sie mehrmals täglich sanft geschaukelt werden. Das tut auch Ihrem Baby gut, dem die Bewegung ebenso fehlen wird wie Ihnen.

Wie unterschiedlich die Schwangerschaften verlaufen können, verdeutlichen die folgenden Beispiele:

Susanne: Die 29jährige Bankangestellte ging vor der Schwangerschaft zwei- bis dreimal wöchentlich ins Fitness-Studio. Step Aerobic und Gerätetraining hatte sie am liebsten. Am Wochenende joggte sie sieben bis zehn Kilometer. Als sie erfuhr, daß sie ein Baby erwartet, war sie nicht sicher, ob es weiterhin gut wäre zu trainieren. Da auch die Trainer in ihrem Studio keine genauen Hinweise über das Wie und Wieviel des Trainings in der Schwangerschaft geben konnten, machte sie lieber gar nichts mehr. Sie wurde unzufrieden und gereizter auch am Arbeitsplatz. Schließlich war sie es gewohnt, sich beim Sport «auszutoben». Statt dessen bekam sie einen großen Appetit, aß, was ihr gerade in die Quere kam, nahm sehr schnell zu und fühlte sich immer unwohler in ihrer Haut. Nach einer genauen Analyse entwickelten wir gemeinsam einen individuellen Trainings- und Ernährungsplan. Bis zum siebten Monat konnte Susanne mit einigen Veränderungen wie gewohnt in ihrem Studio trainieren, dann fühlte sie sich dort nicht mehr wohl. Statt dessen besuchte sie einen «Fit für zwei»-Kurs Aquafitness. Susannes Gewicht relativierte sich, sie war ausgeglichener und praktisch bis zum Tag vor der Geburt ihres Sohnes aktiv. Durch das Training hatte sie mehr Vertrauen zu ihrem Körper gewonnen, so daß die Strapazen der Geburt viel leichter zu bewältigen waren.

Bettina: Bis zu ihrer Schwangerschaft hatte sie über Gesundheit nicht viel nachgedacht. Doch dann war es anders. Sie achtete sehr auf eine ausgewogene Ernährung und genügend Schlaf. Aber der Rücken machte Probleme. Je mehr Babybauch sie bekam, desto mehr Schmerzen hatte sie im unteren Lendenwirbelbereich. Ständige Schwellungen in den Beinen und Krampfadern ließen ihren Energielevel sinken. In einem Fitnesskurs für Schwangere lernte sie, auf ihre Haltung zu achten und ihre Kräfte sinnvoll einzusetzen – die Beschwerden wurden weniger. Durch gezielte Übungen entstauten sich die Beine, und Bettina lernte im Kurs Frauen kennen, mit denen sie sich auch nach der Geburt noch häufig zum Sporttreiben traf.

Annelie: Als Leistungssportlerin war es eine große Umstellung, ohne sportliche Wettkämpfe und intensives Training auszukommen. In der 15. Schwangerschaftswoche traten zu ihrem großen Schrecken Blutungen auf. Für acht Wochen mußte sie absolut ruhig liegen. In dieser Zeit arbeitete ich mit ihr im Einzeltraining. Annelie lernte, daß man nicht unbedingt körperlich aktiv sein muß, um sich in seinem Körper wohl zu fühlen. Sanfte Beweglichkeitsübungen und Massage sowie diverse Entspannungsübungen standen nun auf ihrem Programm. Dann endlich gab der Arzt die Erlaubnis zum Aufstehen und Bewegen. Vorsichtig startete Annelie unter qualifizierter Anleitung mit einem leichten Aquatraining. Das Wasser wurde zu ihrem Element. Dort fühlte sie sich sicher und vor allem unheimlich leicht. Sie besuchte einen Aquafitness-Kurs, und an zwei weiteren Tagen verabredete sie sich mit einer Freundin zum Aquajogging. Schon wenige Wochen nach der Geburt ihrer Tochter war Annelie wieder regelmäßig beim Training. Genau ein Jahr später erreichte sie sportliche Leistungen, von denen sie früher nur geträumt hätte. Sie glaubt, daß es vor allem mentale Veränderungen durch das Erlebnis der Schwangerschaft und der Geburt waren, die sie plötzlich so stark werden ließen.

Die Liste der Frauen, die durch den Sport in der Schwangerschaft sehr viel Positives erlebt haben, ließe sich weiter fortsetzen. So unterschiedlich und individuell diese Berichte auch sind, eine Tatsache wird bei allen deutlich:

Es lohnt sich, aktiv zu bleiben oder zu werden, wenn es die Schwangerschaft erlaubt, aber es ist riskant und ungesund, wenn medizinische Gründe dagegen sprechen!

Trainingsgrundlagen und Gegenanzeigen

Die Schwangerschaft mit all ihren Veränderungen ist eine sehr sensible Phase im Leben einer Frau, mit der Chance, sich auf eine besonders natürliche und sehr ganzheitliche Weise zu erleben. Über ein Training des Körpers wird auch die Psyche erreicht und umgekehrt. Diese Wechselwirkungen sind wissenschaftlich belegt und werden in der Schwangerschaft in faszinierender Weise besonders deutlich. 95 Prozent aller Frauen fühlen sich nach einem körperlichen Training psychisch und physisch wohler. Dieses Wohlbefinden überträgt sich auf den ganzen Menschen. Aktive Schwangere sind gelassener, entspannter und leistungsfähiger.

Beim Sporttreiben in der Schwangerschaft gibt es aber einige wichtige Grundlagen zu beachten – von der Auswahl der geeigneten Sportart über angemessene Trainingsprinzipien bis zur Berücksichtigung möglicher Gegenanzeigen.

Eignung der Sportarten

Eine Vielzahl von sportlichen Aktivitäten ist bei einem normalen Verlauf der Schwangerschaft ohne großes Risiko zu betreiben. Dazu gehören z. B. Schwimmen, Walking, Jogging, Radfahren, Low Impact Aerobic und dosiertes Krafttraining.

Allerdings gibt es auch riskante Sportarten. Um den Fetus nicht zu gefährden, sollten alle Sportarten gemieden werden, in denen es zu einer Traumatisierung oder sonstigen Verletzungen des Bauchraums (Stöße, starke Erschütterungen) kommen kann. Die Gefahr ist groß, daß sich z. B. die Plazenta von der Gebärmutter ablöst.

Auch Sportarten, bei denen ein Sturzrisiko besteht, sind während der Schwangerschaft nicht geeignet. Verletzungen sind in der Schwangerschaft oft schwieriger zu behandeln, da nur wenige Medikamente oder Betäubungsmittel für den Fetus unschädlich sind. Tiefseetauchen ist nicht erlaubt, da die Druckverhältnisse die Versorgung des Fetus unterbrechen können. Ebenso kann der Aufenthalt in großen Höhen ab 2500 Metern für den Fetus problematisch sein. Falls Sie einen Urlaub in den Bergen planen, sollten Sie drei bis vier Tage zur Gewöhnung einkalkulieren, bevor Sie mit dem Training beginnen.

Zu den besonders riskanten Sportarten gehören also z. B. alle Ballspiele, bei denen es zu Körperkontakten kommen kann, alpines Ski- und Wasserskilaufen, Schlittschuhlaufen, Inline-Skating, Surfen, Reiten, Klettern, Fallschirmspringen, Drachenfliegen und Tiefseetauchen.

Die wichtigsten Trainingsprinzipien

Die folgenden Trainingsprinzipien sind, unabhängig von der Intensität und Art des Sports, für alle Schwangeren wichtig. Sie orientieren sich an den offiziellen Richtlinien des American College of Sportsmedicine (ACSM) und sind mit aktuellen Studien und langjährigen Erfahrungen aus der Berufspraxis abgestimmt.

Regelmäßig trainieren

Es ist besser, sich drei- bis viermal in der Woche dosiert zu belasten, als nur einmal in der Woche zu «powern». Eine Rhythmisierung des Trainings (z. B. jeden zweiten Tag) ist gesünder und läßt sich besser durchhalten als ein sporadisches Training. Gehen Sie vorsichtig und unter Anleitung an neue Aktivitäten heran. Behalten Sie Gewohntes bei, solange es geht.

Richtig belasten

Bei körperlicher Belastung kommt es zu einer Umverteilung des Blutes. Das Blut fließt vor allem dorthin, wo es benötigt wird – bei körperlicher Aktivität also vermehrt zu den arbeitenden Muskeln. Damit eine Unterversorgung des Fetus ausgeschlossen wird, sollte die Herzfrequenz 140 Schläge pro Minute über einen längeren Zeitraum nicht übersteigen. Zu intensive Belastungen können den anaeroben Stoffwechsel derart aktivieren, daß das Sauerstoffangebot für den Fetus zu gering ist. Die Übersäuerung des Blutes bei langanhaltenden intensiven Ausdauerbelastungen kann schädliche Auswirkungen haben. Reduzieren Sie die Belastung immer, wenn sie nicht guttut.

Schwindel und völlige Erschöpfung sind dringende Anzeichen, die Intensität herunterzuschrauben. Der «Talk Test» kann als Richtschnur für die Intensität gelten: Wer eine Unterhaltung während der sportlichen Belastung aufrechterhalten kann, befindet sich im richtigen Bereich. Optimal ist es, die Herzfrequenz über ein elektronisches Herzfrequenz-Meßgerät zu überprüfen. Solche Geräte gibt es im Fachhandel, und sie sind sinnvoll für alle, die sich gerne bis zum Limit belasten möchten, ohne das Risiko der Überbelastung einzugehen.

Die optimale Trainings-Herzfrequenz in der Schwangerschaft liegt bei 60 bis 70 Prozent der individuellen maximalen Herzfrequenz. In diesem Trainingsbereich können Sie ohne Risiko für den Fetus Trainingserfolge erzielen. Die maximale Herzfrequenz ist die maximale Anzahl der Herzschläge, die Ihr Herz in einer Minute schlagen kann. Die theoretische Ausgangsgröße ist hierbei 220 Schläge in der Minute, Ihr individueller Richtwert ergibt sich durch den Abzug Ihres Lebensalters in Jahren. Wenn Sie nun mit 60 Prozent Ihrer maximalen Herzfrequenz trainieren möchten, brauchen Sie als weiteren Faktor noch einen Richtwert für Ihre Ruhe-Herzfrequenz. Diese messen Sie am besten morgens nach dem Aufstehen am Handgelenk oder an der Halsschlagader (Pulsmessung).

In den folgenden drei Schritten können Sie Ihren Richtwert für die optimale Trainings-Herzfrequenz errechnen:

a. Ruhe-Herzfrequenz:
    15 Sekunden Pulsmessung an Handgelenk oder Halsschlagader,
    mal vier = Ruhe-Herzfrequenz / Minute
b. Individuelle maximale Herzfrequenz:
    220 minus Lebensalter in Jahren = individuelle maximale Herzfrequenz
c. Individuelle Trainings-Herzfrequenz:
    (Richtwert: 60 % der individuellen maximalen Herzfrequenz)
    individuelle maximale Herzfrequenz x minus Ruhe-Herzfrequenz,
    multipliziert mit 0,6 (Intensität),
    plus Ruhe-Herzfrequenz = individuelle Trainingsherzfrequenz

Beispiel:
Nehmen wir an, Sie sind 30 Jahre alt, haben einen Ruhepuls von 60 Schlägen pro Minute und möchten mit 60 Prozent Ihrer maximalen Herzfrequenz trainieren.

a. Ruhe-Herzfrequenz ermitteln:
   15 Schläge mal 4 = 60 Schläge pro Minute
b. Individuelle maximale Herzfrequenz
   220−30 (Lebensalter in Jahren) = 190
c. Individuelle Trainings-Herzfrequenz
   190−60 = 130
   mal 0,60 = 78
   plus Ruhe-Herzfrequenz 60 = 138 Schläge pro Minute

Die optimale Trainings-Herzfrequenz in diesem Beispiel lautet 138 Schläge pro Minute. Sie sollte im Training nicht überschritten werden!

Überhitzung vermeiden

Durch Sport wird die Körpertemperatur erhöht, zu starke Überhitzung kann dabei zu Wachstumshemmungen des Fetus führen. Von daher gilt es immer, sich nicht völlig auszubelasten, den Puls zu kontrollieren und auf eine ausreichende Flüssigkeitszufuhr zu achten. Auch eine luftdurchlässige Kleidung schützt vor Überhitzung. Die Körpertemperatur sollte beim Training an Land nicht höher als 39,2, beim Training im Wasser nicht höher als 38 Grad Celsius liegen.

Heiße Wannenbäder sind unbedenklich, wenn die Wassertemperatur 40 Grad Celsius nicht übersteigt. In die Sauna sollten Sie nur gehen, wenn Sie Saunabesuche gewohnt sind. Sie sollten auf den unteren Bänken Platz nehmen und den einzelnen Saunagang nicht über fünf bis acht Minuten ausdehnen. Bis dato fehlen aussagekräftige Studien, die über die Wirkungen der Sauna in der Schwangerschaft eindeutige Auskunft geben.

Verletzungsrisiken mindern

Die Verlagerung des Körperschwerpunktes, das gesteigerte Gewicht und die hormonell bedingte Auflockerung des Körpergewebes kann die Verletzungsgefahr erhöhen. Abrupte Drehbewegungen und Sprünge sind möglichst zu vermeiden. Auf optimales Schuhwerk sollte großer Wert gelegt werden. Riskante Sportarten sollten Sie meiden (siehe S. 40 f.).

Auf den Körper hören

Schwindelgefühle, Krämpfe, plötzlich auftretende starke Kopfschmerzen, Kurzatmigkeit oder gar Blutungen sind eindeutige Signale für eine Überbelastung. Stoppen Sie die Aktivität unbedingt und ziehen Sie den betreuenden Arzt zu Rate.

Flexibel bleiben

Wechseln Sie die sportlichen Aktivitäten, wenn Sie sich im gewohnten Sport nicht mehr wohl fühlen. Setzen Sie sich nicht unter Druck, ein festgelegtes Pensum zu absolvieren. Gerade in der Schwangerschaft sollten Sie das, was Sie spüren, in Einklang bringen mit dem, was Sie wissen und was Sie tun.

Aufwärmen und abwärmen

Es ist wichtig, sich vor jedem Training aufzuwärmen. Die Muskulatur und die Organe sollten sanft auf die bevorstehende körperliche Arbeit vorbereitet werden. Die Durchblutung funktioniert viel besser, und das Verletzungsrisiko wird reduziert. Das Abwärmen («Cool down») ist ebenso wichtig, um den Organismus abzukühlen. Fünf- bis zehnminütiges langsames Walking und ein Dehnen der besonders beanspruchten Muskulatur unterstützen den Regenerationsprozeß nach der Belastung, das Herz-Kreislauf-System «sackt» nicht plötzlich ab, und die Muskeln erholen sich schneller.

Nicht bis zum Limit dehnen

Die Bänder und Sehnen sind in der Schwangerschaft weicher und dehnbarer aufgrund der Zunahme von Relaxin und Östrogenen. Um Überdehnungen und Zerrungen zu vermeiden, sollte daher niemals bis zum äußersten Limit gedehnt werden. Gefährdet sind vor allem die Knie- und Hüftgelenke.

Ausreichend Nährstoffe zuführen

Ausreichend Flüssigkeit in Form von Mineralwasser und verdünnten Fruchtsäften und die eventuelle Substitution von Mineralien wie Magnesium und Calcium ist bei sportlich aktiven Schwangeren häufig notwendig. Trinken Sie nicht erst, wenn sich ein Durstgefühl einstellt. Trinken Sie direkt vor und direkt im Anschluß an das Training. Bei Trainingseinheiten über 45 Minuten sollte auch zwischendurch getrunken werden. Der Kalorienverbrauch erhöht sich je nach Umfang der Trainingseinheiten (siehe S. 26 ff.).

Aufhören, wenn es riskant wird

Nicht immer ist Sport das richtige. Sollte eine Risikoschwangerschaft oder ein spezifisches Krankheitsbild vorliegen, darf ein körperliches Training nur unter strenger ärztlicher Kontrolle ausgeübt werden. Zu diesen Krankheitsbildern gehören u. a. Herzrhythmusstörungen, Hypertonie (Bluthochdruck), Diabetes mellitus, Unterentwicklung des Fetus, Infektionen insbesondere der oberen Luftwege und des Magen-Darm-Traktes, extremes

Unter- oder Übergewicht, Blutungen während der Schwangerschaft, Rhesusinkompatibilität, vorzeitige Wehen oder eine falsch sitzende Plazenta.

Gegenanzeigen

Wenn während des Sports die folgenden Symptome auftreten, ist ein unverzüglicher Stopp des Trainings und der Rat des betreuenden Gynäkologen erforderlich:

- plötzlich auftretende Blutungen
- Schmerzen jeglicher Art
- plötzliche Schwellungen der Hände, der Füße oder des Gesichts
- starke Kopfschmerzen
- Schwindel
- EPH-Gestose (auch als «Schwangerschaftsvergiftung» bekannt)
- stark erhöhter Blutdruck (über 140/90)
- Entwicklungsverzögerungen oder Unterversorgung des Fetus
- fehlende Kindsbewegungen (die meisten Frauen spüren das Baby erst zwischen der 18. und 21. Schwangerschaftswoche, manchmal auch noch später. Sehr aktive Frauen spüren die Babys zumeist seltener. Falls Bedenken auftauchen, daß sich das Baby zuwenig bewegt, sollten Sie unbedingt den Arzt oder die Hebamme fragen.)
- Cerclage (der Muttermund wird vorübergehend verschlossen)
- vorzeitige Wehen
- Fieber und Infektionen

Bei allen aufgeführten Zeichen ist die sportliche Aktivität unbedingt zu stoppen und ein Arzt unverzüglich zu Rate zu ziehen. Nur er kann darüber entscheiden, ob und wann das Training wiederaufgenommen werden kann und welche Maßnahmen notwendig sind.

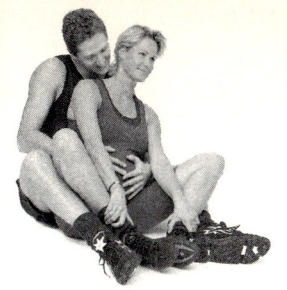

«Fit für zwei»-
Trainingsprogramme

Nun kann es losgehen. Vor dem Beginn mit den Übungen sollten Sie den theoretischen Teil dieses Buches aufmerksam gelesen haben und über die «Do's and Don'ts» in der Schwangerschaft gut informiert sein.

Die folgenden Programme gewährleisten ein aktives, entspanntes und sicheres Bodytraining in der Schwangerschaft. Die Einheiten **Richtig atmen** und **Rückenfit für zwei** sowie **Basisprogramm Bauch und Beckenboden** sind grundlegend in der Schwangerschaft. Zu Ihrer Routine sollten Sie im optimalen Fall keines dieser Programme auslassen. Die anderen Programme wählen Sie nach Lust, Laune und Interesse aus, denn gesund ist, was Spaß macht, und nicht, was Sie sich als «Muß» auferlegen. Der Bereich Aquafitness ist besonders ausführlich behandelt, da das Wasser in der Schwangerschaft das beste Fitness- und Entspannungsmedium ist.

Egal, was Sie tun, bitte bedenken Sie immer, daß jeder Mensch und jede Schwangerschaft anders ist. Es gilt, sich der Situation anzupassen und den eigenen Weg zu finden.

Damit das Training eine Herausforderung bleibt und nicht zur Überforderung wird, sollten Sie sich immer an die Trainingsprinzipien halten:
- **Regelmäßig trainieren**
- **Richtig belasten**
- **Überhitzung vermeiden**
- **Verletzungsrisiko mindern**
- **Auf den Körper hören**
- **Flexibel bleiben**
- **Aufwärmen und abwärmen**
- **Nicht bis zum Limit dehnen**
- **Ausreichend Nährstoffe zuführen**
- **Aufhören, wenn es riskant wird**

Richtig atmen

Das Bodytraining beginnt mit der Wahrnehmung und dem Training der Atmung, weil die Qualität der Atmung ein ganz wesentlicher Faktor für die Fitness und das Wohlbefinden von Mutter und Baby ist.

Unser Leben beginnt mit dem ersten und endet mit dem letzten Atemzug. Zwar können wir längere Zeit ohne Nahrung auskommen, ohne zu atmen jedoch nur wenige Minuten. Damit ist die Atmung die wichtigste Bewegung überhaupt. In der Schwangerschaft versorgt die Atmung Mutter und Fetus mit Sauerstoff und stellt damit eine existentielle Verbindung zwischen beiden dar.

Eine optimale Atmung
- **versorgt den Organismus der Mutter und des Fetus mit ausreichend Sauerstoff**
- **sorgt für einen zügigen Stoffaustausch**
- **trainiert die Bauchmuskulatur**
- **erhöht die Entspannungsfähigkeit**
- **unterstützt die Geburtsarbeit**

Das Besondere an der Atmung ist, daß sie teils unbewußt gesteuert und teils aktiv beeinflußt wird. Durch eine bewußte Steuerung der Atmung kann direkt Einfluß auf die Entspannungsfähigkeit und damit auf das Schmerzempfinden genommen werden. Atemübungen sind von daher auch in der Geburtsvorbereitung ein tragendes Element. **Das Atmen hat einen direkten Einfluß auf das körperliche und psychische Wohlbefinden.** Wer zu flach und hektisch atmet, kann nur ungenügend Sauerstoff aufnehmen und verwerten. Das hat schnell direkte Auswirkungen auf die Körperfunktionen: Müdigkeit, Abgespanntheit und Verdauungsstörungen, aber auch Nervosität und Sodbrennen sowie Kopf- und Rückenschmerzen können durch eine falsche Atmung hervorgerufen werden. Die meisten Menschen nutzen höchstens ein Drittel ihrer Atemkapazität aus. Durch die richtigen Übungen kann man schnell lernen, den Atem besser zu nutzen. «Besser» bedeutet hierbei, daß mehr Sauerstoff aufgenommen werden kann und der Gasaustausch zwischen frischer und verbrauchter Atemluft schneller funktioniert. Der Organismus ermüdet nicht so rasch, und die Leistungsfähigkeit wird optimiert.

Physiologisch optimale Atmung
in der Schwangerschaft

In der Einatmung strömt sauerstoffreiche Luft ein. Das Zwerchfell senkt sich, und der Brustkorb und die Bauchdecke dehnen sich aus. Die Atemmuskulatur ist angespannt, der Brustraum weitgestellt und die Lunge elastisch gedehnt.

Die Einatmung sollte möglichst durch die Nase erfolgen, damit die einströmende Luft erwärmt, gereinigt und angefeuchtet wird, bevor sie in den Organismus gelangt. In Ruhe werden ca. 12 bis 18 Atemzüge pro Minute benötigt, um den Sauerstoffbedarf einer erwachsenen Frau zu decken. In der Spätschwangerschaft (etwa ab der 32. Woche) ist die Einatmung durch den wachsenden Babybauch oftmals behindert, so daß 24 bis 28 Atemzüge nötig sind, um ausreichend Sauerstoff aufzunehmen.

Die meisten Menschen machen den Fehler, während der Einatmung den Bauch einzuziehen und ihn in der Phase der Ausatmung «herauszulassen». Das ist sehr unphysiologisch, insbesondere in der Schwangerschaft, da so weniger Sauerstoff aufgenommen werden kann und die Bauchmuskulatur ungünstig beansprucht wird. Durch das Herausdrücken des Bauches in der Ausatmung wird die Bauchmuskulatur unnötig gedehnt und geschwächt, das Auseinanderweichen der geraden Bauchmuskulatur (*rectus diastase*) kann sich so verstärken. Rückenprobleme treten durch die geschwächte Bauchmuskulatur schneller auf.

Viel günstiger ist es, wenn sich der Bauch in der Einatmung anfüllt und in der Ausatmung flacher wird. Die Muskulatur wird korrekt beansprucht und damit gekräftigt, das Auseinanderweichen der geraden Bauchmuskulatur wird gemildert, und Rückenschmerzen werden verhindert.

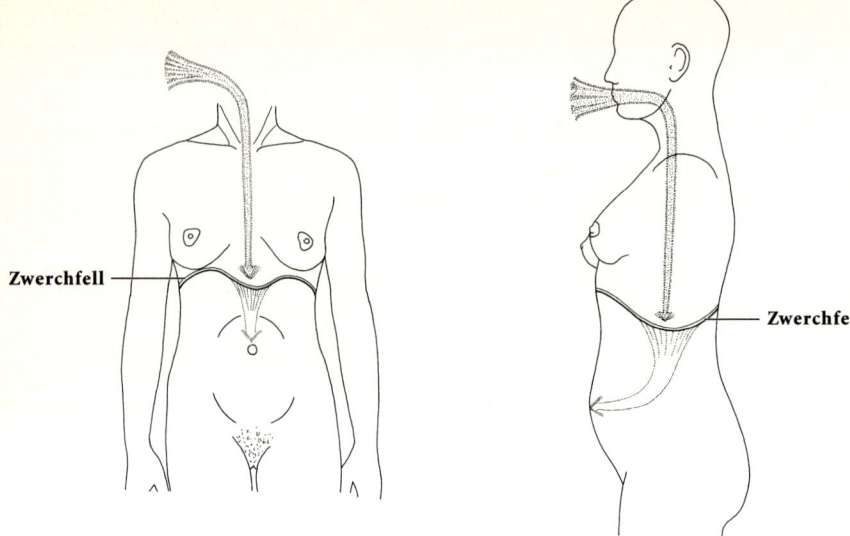

Einatmung

Das tiefe Ausatmen ist die Basis für die Gesunderhaltung der Zellen und des Blutes. Durch die Ausatmung wird der Körper von Schlacken und Abfallprodukten gereinigt, indem kohlendioxidreiche Luft ausgeatmet wird. Je tiefer die Ausatmung, desto aufnahmefähiger ist der Organismus für Sauerstoff. Das Zwerchfell ist entspannt, der Brustkorb senkt sich, und die Bauchdecke geht zurück. Die Lunge zieht sich zusammen, die gesamte Atemmuskulatur ist entspannt, und der Brustraum wird kleiner.

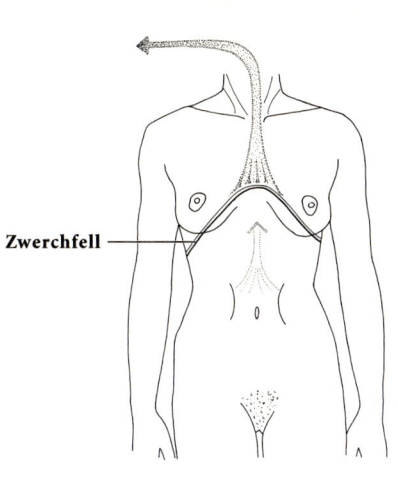
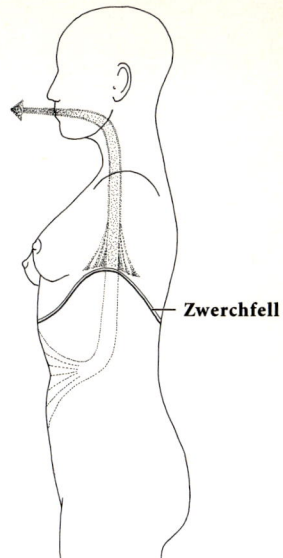

Zwerchfell — — Zwerchfell

Ausatmung

Gut zu merken:
Einatmen: Bauch raus – Brustkorb hebt sich – Zwerchfell senkt sich
Ausatmen: Bauch rein – Brustkorb senkt sich – Zwerchfell hebt sich

Versuchen Sie, Ihre Atmung in Alltagssituationen bewußter wahrzunehmen. Häufig reicht schon diese Aufmerksamkeit, um eine Vertiefung und Beruhigung der Atmung zu bewirken. Verbringen Sie soviel Zeit wie möglich an der frischen Luft.

Eine gezielte Atemschulung für die Geburtsarbeit können Sie auf jeden Fall auch in Geburtsvorbereitungskursen oder im Einzelunterricht bei Hebammen und Geburtsvorbereiterinnen lernen.

Die Übungen

Wahrnehmung der eigenen Atmung

Durch die Wahrnehmung der eigenen Atmung wird es viel leichter, den
Atemrhythmus der jeweiligen Situation anzupassen. Dabei bewirkt schon
das Bewußtmachen des eigenen Atems eine Vertiefung und Beruhigung
der Atemzüge. Das wirkt entspannend
und bietet eine schöne Möglichkeit,
Kontakt zum Baby aufzunehmen.
Setzen Sie sich auf den Boden in den
Schneidersitz. Sie können sich ein Kissen
unterlegen und den Rücken an eine
Wand lehnen. Verschränken Sie nun Ihre
Hände, und legen Sie sie auf Ihren Bauch.
Lenken Sie Ihre ganze Aufmerksamkeit
auf Ihren Atem. Verfolgen Sie ihn von
der Einatmung bis zur Ausatmung.
Beobachten Sie aufmerksam Ihre Atmung
über einen Zeitraum von ca. 5 Minuten.

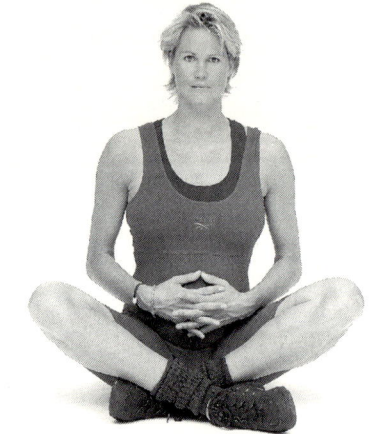

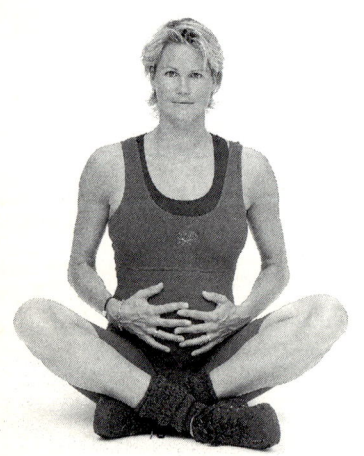

Beobachten Sie, wie die Hände etwas
auseinanderweichen, wenn Sie einatmen,
und sich wieder verschränken, wenn Sie
ausatmen.

Alternativ kann diese Übung auch im Stehen durchgeführt werden.

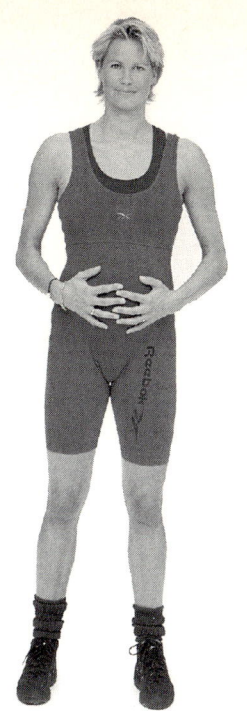
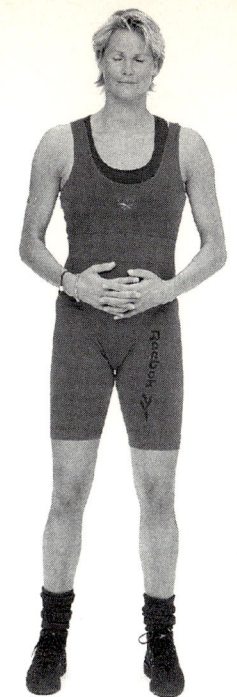

Verbesserung der Bauchatmung

Mit einer verbesserten Bauchatmung wird auch die Aufnahme und Ver-
wertung des Sauerstoffs gesteigert. Gleichzeitig trainieren Sie die
Bauchmuskulatur. Die Bauchatmung sollte im Alltag und beim Sport zur
Selbstverständlichkeit werden.

Legen Sie im Schneidersitz ein breites Band
oder ein längeres Handtuch um den Bauch,
und halten Sie die Enden überkreuz mit
den Händen fest. Nun versuchen Sie, durch
die Einatmung das Band mit dem Bauch
«wegzudrücken». Dabei ist es wichtig, daß
der Bauch nicht aktiv herausgepreßt wird,
sondern wie von selbst durch die einge-
strömte Luft größer wird. In der Ausatmung wird der Bauch flacher, der Bauchnabel wird bewußt in Richtung Wirbelsäule
gezogen. Wiederholen Sie die Übung 10-
bis 15mal.

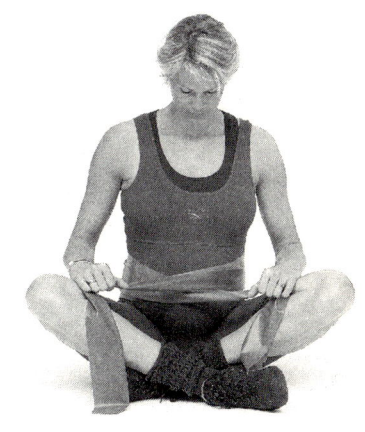

Lippenbremse

Durch das Ausatmen mit der Lippenbremse werden die Atemwege breit gehalten.

Das Einatmen erfolgt durch die Nase, in der Ausatmung werden die Lippen locker aufeinandergelegt, um den Luftstrom sanft ausströmen zu lassen. Wiederholen Sie die Übung 10- bis 15mal.

Flankenatmung

Hier werden die tiefergelegenen Lungenflügel belüftet. Die Übung wirkt ebenfalls sehr entspannend.

Setzen Sie sich auf einen Stuhl, und stellen Sie die Füße schulterbreit auseinander. Ihre Hände fassen rechts und links an den unteren Teil des Brustkorbs. Nun atmen Sie bewußt in die Richtung Ihrer Hände und spüren, wie die Rippen sich in der Einatmung zur Seite ausdehnen. In der Ausatmung mit Lippenbremse spüren Sie, wie sich die Rippen wieder zusammenziehen. Wiederholen Sie die Übung 5- bis 10mal.

Babykontakt

Ein ruhiger Atemrhythmus der Mutter bewirkt auch eine Entspannung der Bauchmuskulatur. Dadurch hat das Baby mehr Bewegungsraum und reagiert oft sehr spontan mit körperlicher Aktivität. So kann die Mutter in der Entspannung das Baby besonders deutlich spüren.

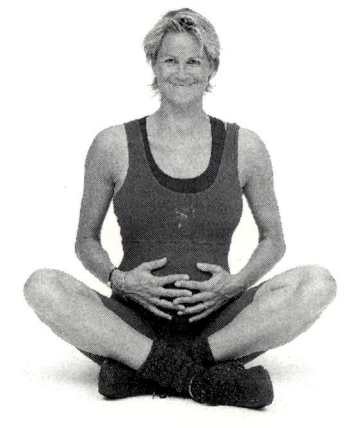

Die Übung kann sitzend, stehend oder im Liegen durchgeführt werden. Nehmen Sie eine bequeme Position ein, und legen Sie die Hände auf den Bauch. Versuchen Sie nun, mit der Einatmung zum Baby hinzufühlen und mit der Ausatmung nachzuempfinden, wie das Baby reagiert. Versuchen Sie ein Gespräch zu führen. Das kann auf gedankliche oder gefühlsmäßige, auf körperliche (Berührung) oder auf verbale Art geschehen. Finden Sie spielerisch heraus, wie es Ihnen am einfachsten gelingt, den Kontakt zum Baby herzustellen.

Den Atem schöpfen

Die Beine stehen hüftbreit auseinander, und die Knie sind leicht gebeugt.
Mit aufrechtem Rücken beugen Sie nun die Knie tief, mit den Händen
«schöpfen» Sie den Atem, der Bauchraum wird angefüllt, indem Sie tief
einatmen. Während Sie ausatmen, werden die Arme nach oben über den
Kopf gestreckt und dann seitlich am Körper hinuntergeführt.

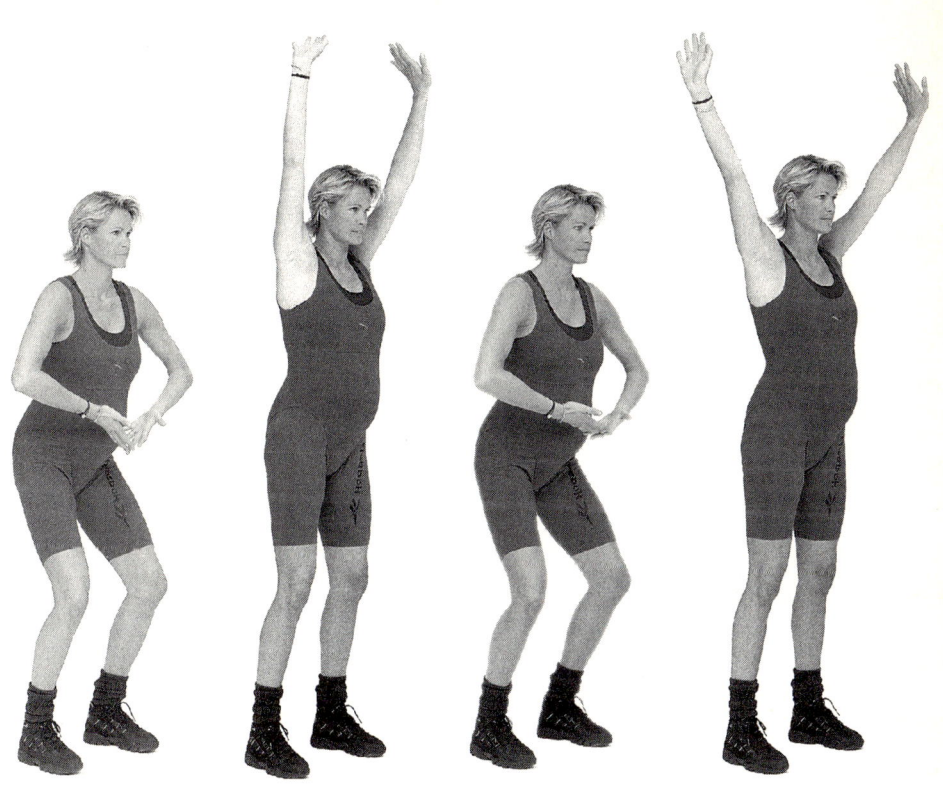

Rückenfit für zwei

In der Schwangerschaft ist der gesamte Bewegungs- und Stützapparat besonderen Belastungen ausgesetzt. Die natürliche Körperstruktur der Frau ist durch das breitere Becken, die etwas verlängerte Lendenwirbelsäule und den größeren Raum zwischen Brustkorb und Becken im Prinzip optimal auf eine Schwangerschaft vorbereitet. Dennoch klagen 80 Prozent der Frauen im Verlauf der Schwangerschaft über Rückenprobleme – diese haben ihre Ursache hauptsächlich in einer schlechten Körperhaltung.

Der wachsende Bauch und das erhöhte Gewicht führen zu einer Verlagerung des Körperschwerpunktes nach vorn in Richtung Bauchnabel. Diese Vorderlastigkeit versuchen viele Frauen durch eine sogenannte «dorsale Rücklage», besser bekannt als typischer Enten- oder Schwangerengang, auszugleichen. Dieser bedingt nicht nur Rückenschmerzen, er führt auch zu einer ungünstigen Lage des Babys.

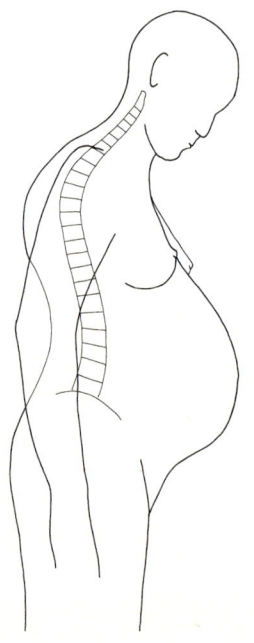 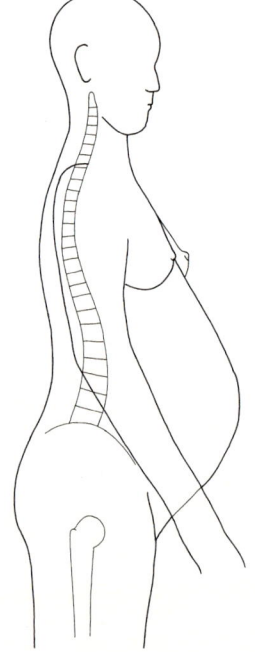

Statik der Schwangeren

Die Statik der Schwangeren in Kombination mit den Fehlbelastungen der entsprechenden Muskulatur ist die Hauptursache für Rückenprobleme bis hin zu starken Schmerzen. Eine Rolle spielen hierbei auch die hormonellen Umstellungen, in denen «Weichmacher» die Funktionen der Bänder und Muskeln einschränken.

Ein bewußtes und rückengerechtes Verhalten kann viele Schwierigkeiten verhindern. Im Alltag bedeutet das, starre Bewegungsformen, wie stundenlanges Sitzen oder Stehen, zu vermeiden. Führen Sie Telefonate möglichst im Stehen, und folgen Sie der Intuition nach Räkeln und Dehnen, insbesondere bei längerer Schreibtischarbeit. Das Auto darf sooft als möglich stehen gelassen und Spaziergänge an der frischen Luft sollten soweit als möglich ausgedehnt werden. **Es gilt der Grundsatz: Mehr gehen als stehen, mehr stehen als sitzen.**

Das Sitzen

Eine optimale aufrechte Sitzposition ergibt sich, wenn der Oberkörper aufgerichtet ist, die Schulterblätter etwas nach hinten in Richtung Wirbelsäule gezogen werden und der Kopf entspannt aufgerichtet ist. Die Oberschenkel liegen waagerecht auf der Sitzfläche auf, und die Knie sind im 90-Grad-Winkel gebeugt. Die Füße stehen etwa hüftbreit auseinander, wobei die Fußspitzen leicht nach außen zeigen.

Höhe und Neigungswinkel der Sitzfläche Ihres Schreibtischstuhles sowie dessen Rückenlehne sollten auf Ihre Körpermaße individuell eingestellt werden können. Dabei sollte die Sitzfläche so eingestellt sein, daß bei einer aufrechten Körperhaltung die am Oberkörper anliegenden Arme mit einer Beugung von 90 Grad in den Ellenbogengelenken waagerecht auf der Arbeitsfläche aufliegen können.

Das Aufstehen

Beim Aufstehen aus dem Sitzen stellen Sie die Füße schulterbreit auseinander, verlagern das Gewicht nach vorne, stützen die Hände auf den Oberschenkeln ab und stehen dann auf. Beim Aufstehen aus der liegenden Position drehen Sie zunächst auf eine Körperseite, begeben sich dann in die Sitzposition und kommen wie oben beschrieben in den Stand.

Das Stehen

Wer viel steht, sollte die Haltung und Fußstellung häufiger variieren. Stehen Sie niemals mit gänzlich geschlossenen Beinen oder mit durchgestreckten Knien. Die leichte Schrittstellung oder die Erhöhung des vorderen Beines durch einen kleinen Hocker oder Schemel entlastet die Wirbelsäule ungemein. Hohe Absätze sind für längere Tragezeiten (über drei Stunden) nicht günstig.

Heben und Tragen

Gehen Sie an den Gegenstand, der aufgehoben werden soll, dicht heran. Grätschen Sie leicht die Beine, und gehen Sie mit aufrechtem Oberkörper in die Hocke. Greifen Sie den Gegenstand, nehmen Sie ihn dicht an den Körper, und richten Sie sich mit geradem Rücken aus der Hocke wieder auf.

Verteilen Sie Lasten möglichst gleichmäßig auf beide Arme, und tragen Sie sie immer so dicht wie möglich am Körper. Ist eine Verteilung nicht möglich, so umgreifen Sie den Gegenstand mit beiden Händen und tragen ihn dicht am Körper.

«Bodycheck» für zwischendurch

Mit dem folgenden kleinen «Bodycheck» können Sie Ihre eigene Haltung im Alltag überprüfen und direkt korrigieren:

* Stellen Sie im Stand die Füße hüftbreit auseinander, und richten Sie sich gerade aus.
* Heben Sie die Zehenspitzen an, und spreizen Sie sie, dann setzen Sie sie wieder auf den Boden ab.
* Pendeln Sie ganz leicht vor und zurück, erspüren Sie dabei erst die Fußballen und dann die Fersen.
* Schwingen Sie die Hüften leicht nach rechts und nach links, umfassen Sie sie mit beiden Händen, und spüren Sie, ob sie zentriert sind.
* Heben Sie die Rippen soweit wie möglich von den Hüften weg, und öffnen Sie so Ihren Brustkorb.

- Ziehen Sie die Schultern ganz zu den Ohren hoch, und lassen Sie sie wieder fallen, dabei drehen sich Ihre Arme wie von selbst leicht nach außen.
- Heben und senken Sie den Kopf ein paarmal, richten Sie dabei den Blick geradeaus.
- Stellen Sie sich vor, Sie müßten auf Ihrem Kopf ein Buch balancieren.

Die Übungen

Mit dem folgenden Programm entlasten und kräftigen Sie Ihre Rückenmuskulatur.

Schulterkreisen zum Entspannen der Nacken- und Schultermuskulatur

Stellen Sie die Beine hüftbreit auseinander, beugen Sie die Knie leicht an. Ziehen Sie nun beide Schultern in Richtung Ihrer Ohren, drücken Sie die Schulterblätter etwas zusammen, und kreisen Sie beide Schultern nach hinten. Kreisen Sie 5mal rückwärts, 5mal vorwärts und wieder 5mal rückwärts.

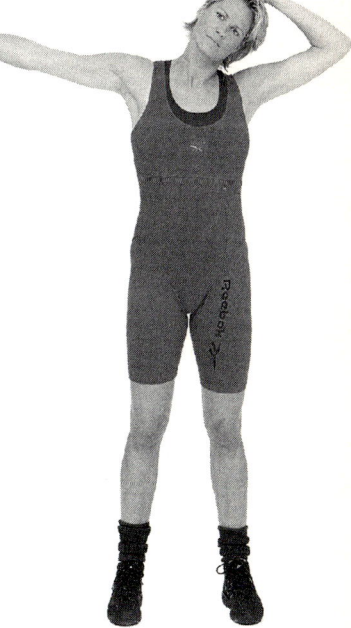

Dehnen der Hals- und Nackenmuskulatur

Beugen Sie im leichten Grätschstand die Knie etwas an. Strecken Sie zunächst den Kopf wie eine Schildkröte weit vor und dann wieder zurück. Führen Sie fünf bis acht Wiederholungen aus. Fassen Sie nun mit Ihrer linken Hand über den Kopf die rechte Seite des Kopfes, und ziehen Sie den Kopf sanft in Richtung Ihrer linken Schulter. Halten Sie die Dehnung für etwa 10 Sekunden, bevor Sie langsam zur Mitte zurückkommen. Nun fassen Sie mit Ihrer rechten Hand die linke Seite des Kopfes und ziehen ihn langsam in Richtung Ihrer rechten Schulter. Die Übung sollte 2mal auf jeder Seite ausgeführt werden.

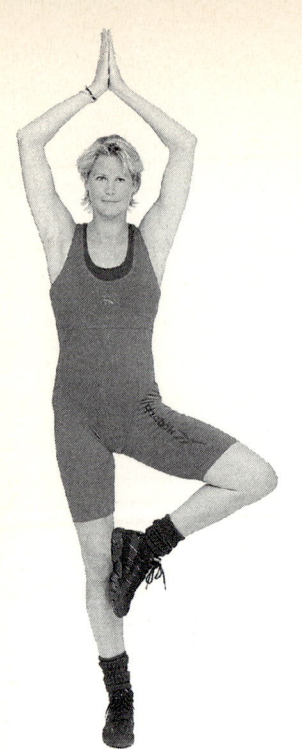

Balance halten

Diese Übung kommt aus dem Yoga und heißt dort Baum. Sie eignet sich hervorragend, um die Balance und die eigene Mitte deutlicher wahrzunehmen.

Stehen Sie aufrecht, und drücken Sie die linke Fußsohle gegen das rechte Knie. Legen Sie die Handflächen ineinander, und führen Sie Ihre Hände langsam nach oben, bis die Arme ganz gestreckt sind. Fixieren Sie einen bestimmten Punkt an der Wand, das erleichtert die Balance. Verharren Sie in dieser Position, und atmen Sie tief und ruhig ein und aus. Versuchen Sie langsam, den Bauch ganz locker zu lassen. Wenn Sie aus dem Gleichgewicht geraten, senken Sie die Arme und den Fuß langsam wieder ab. Lockern Sie sich etwas, und führen Sie dieselbe Übung mit dem anderen Bein durch. Wiederholen Sie die Übung 3mal auf jedem Bein.

Beckenkippung für eine bessere Haltung

Ihre Hände fassen rechts und links an die Hüften. Schwingen Sie die Hüften zunächst seitlich hin und her, wie eine Art zackiger Bauchtanz (die Hüften nicht kreisen). Nun legen Sie eine Hand auf den Bauch und die andere auf den unteren Teil der Wirbelsäule (Kreuzbein/Steißbein). Schwingen Sie etwas vor und zurück, und spüren Sie nach, welche Position Ihnen am angenehmsten ist.

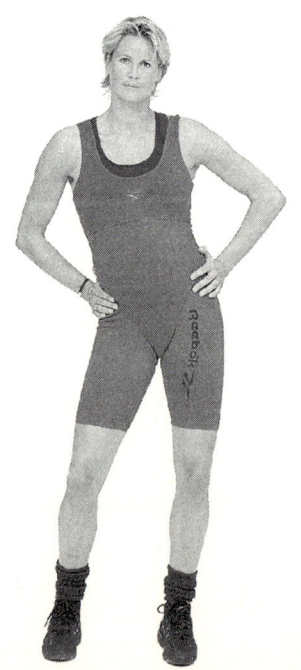

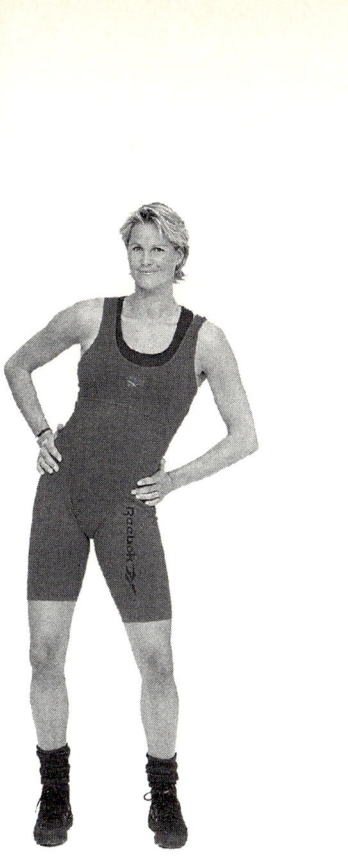
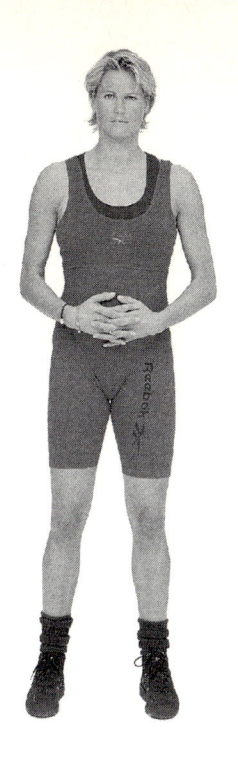
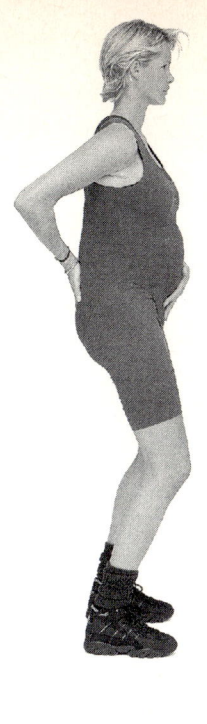

Fuß- und Handgelenke kreisen

Hier verbessern Sie Ihre Balance und regen die
Blutzirkulation an.

Stellen Sie sich auf ein Bein, und heben Sie das
andere Bein ein wenig angewinkelt an. Versuchen
Sie, gerade und aufrecht zu stehen und nicht seitlich auszuweichen. Stellen Sie sich vor, daß Sie auf
Ihrem Kopf ein Tablett zu tragen hätten, das keinesfalls hinunterfallen soll. Nun drehen Sie Ihre
Hände und Füße je 15mal nach rechts und links
herum. Wechseln Sie das Standbein.

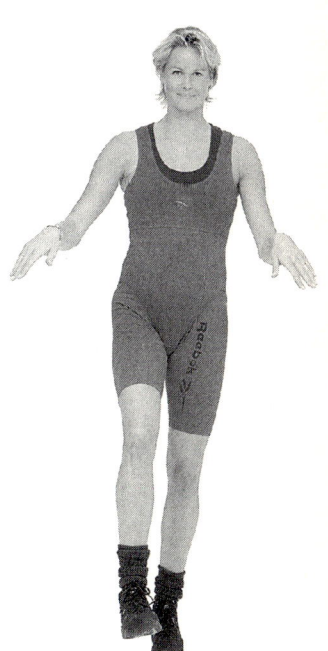

Katzenbuckel

Diese Übung dient zur Kräfti-
gung und Entspannung der
Rückenmuskulatur und des
Beckenbodens.
Stellen Sie Ihre Knie genau
unter die Hüfte und die Hände
unter die Schultern. Halten Sie
Ihren Rücken zunächst gerade,
und stellen Sie sich vor, auf
Ihrem Rücken läge ein Buch.

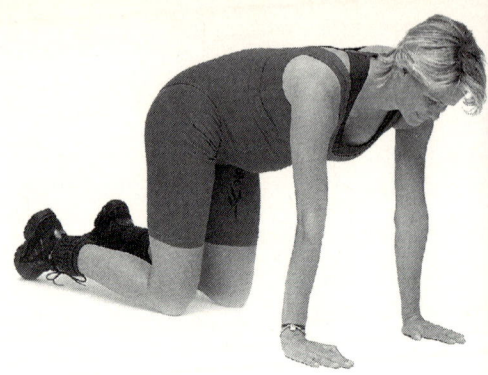

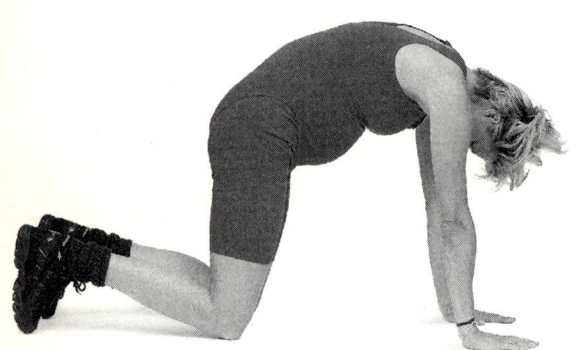

Nun wölben Sie die Wir-
belsäule, machen sich
ganz rund (Katzenbuckel)
und stellen sich vor, das
Buch durch die Rundung
der Wirbelsäule zu Boden
zu werfen. Gleichzeitig
spannen Sie die Gesäß-
und Beckenbodenmusku-
latur an.

Halten Sie die Position für etwa 10 bis 15 Sekunden, und gehen Sie dann
wieder in die Ausgangsposition zurück. Achten Sie darauf, daß der Rücken
in der Ausgangsposition gerade ist und nicht «durchhängt». Wiederholen
Sie die Übung 5- bis 8mal.

Alternativ kann diese Übung kann auch im Stehen ausgeführt werden. Dafür setzen Sie Ihre Hände auf die Oberschenkel auf und beugen den Oberkörper nach vorn. Nun atmen Sie tief ein und runden den Rücken. In der Ausatmung gehen Sie wieder in die Ausgangsposition zurück. Achten Sie darauf, daß Sie nicht in eine Hohlkreuzposition verfallen.

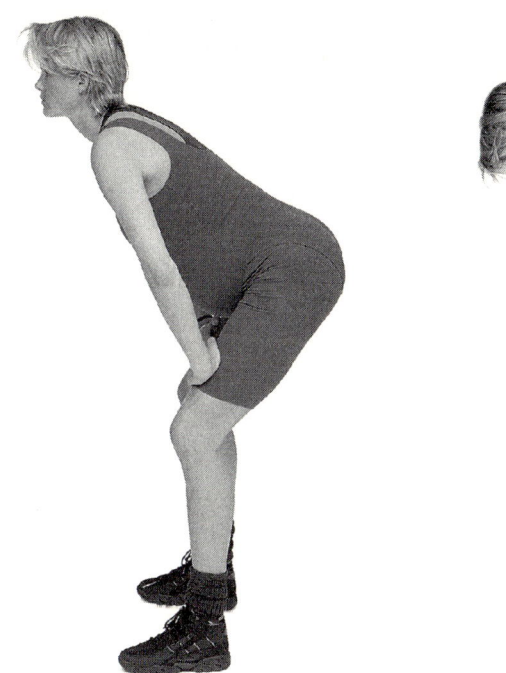
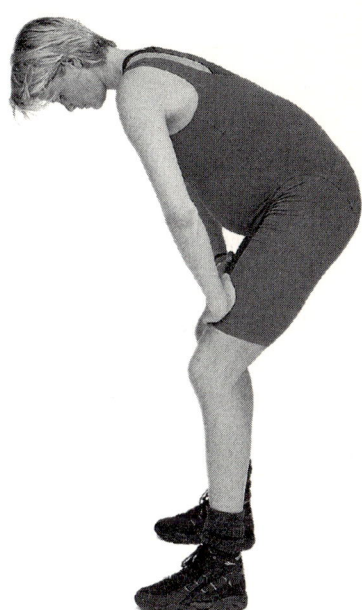

Stabilisierung und Lockerung der Rückenmuskulatur

Knien Sie wie in der vorherigen Übung. Die Knie befinden sich genau unterhalb der Hüfte und die Schultern über den Händen. Nun strecken Sie das linke Bein und den rechten Arm für etwa 5 Sekunden in die Horizontale. Dann ziehen Sie Arm und Bein an, so daß sich Ellenbogen und Knie annähern und sich die Wirbelsäule rundet. Von dort gehen Sie in die Ausgangsposition zurück und strecken nun das rechte Bein und den linken Arm für etwa 5 Sekunden lang in der Horizontalen aus, bevor Sie sie heranziehen. Wiederholen Sie dies auf jeder Seite 5mal.

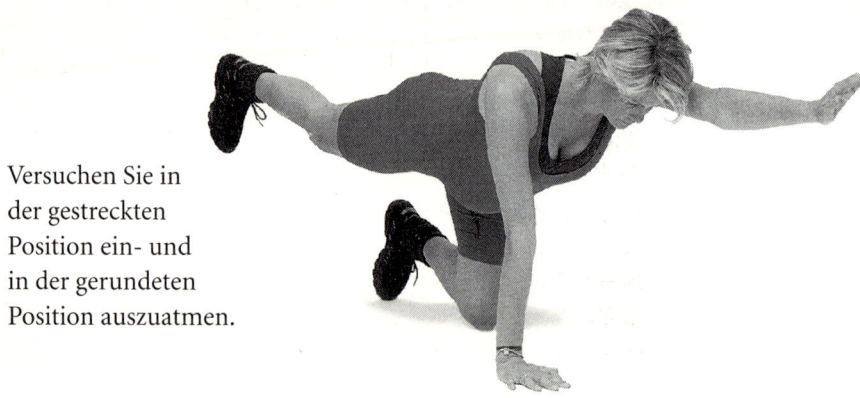

Versuchen Sie in der gestreckten Position ein- und in der gerundeten Position auszuatmen.

Dehnen des Schultergürtels und der Brustmuskulatur

So wird die Atmung erleichtert und der Rücken entspannt.
Knien Sie sich auf den Boden, und gleiten Sie dort mit beiden Händen weit nach vorne. Ihre Hände sind dabei etwa schulterbreit geöffnet. Versuchen Sie, Ihre Wirbelsäule möglichst gerade zu halten, während Sie beide Schultern in Richtung Boden drücken. Der Blick bleibt nach unten gerichtet.

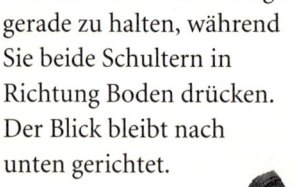

Basisprogramm
Bauch und Beckenboden

Die Bauch- und Beckenbodenmuskulatur leisten in der Schwangerschaft schwere Arbeit. Einerseits stützen und tragen sie das wachsende Baby, andererseits müssen sie sich arg dehnen, um dem Baby genügend Raum zu schaffen und ihm letztendlich auch den Weg in die Welt zu öffnen.

Die optimale Bauch- und Beckenbodenmuskulatur ist kräftig und gleichzeitig entspannt und dehnbar. Widmen Sie diesen Muskeln ganz besondere Aufmerksamkeit, um sie für die Beanspruchungen der Schwangerschaft und der Geburt fit zu machen.

Die Bauchmuskulatur

Die Muskulatur des Bauches ist recht komplex aufgebaut und besteht aus drei Schichten:
*   der geraden Bauchmuskulatur
*   der querverlaufenden Bauchmuskulatur
*   der schrägen Bauchmuskulatur

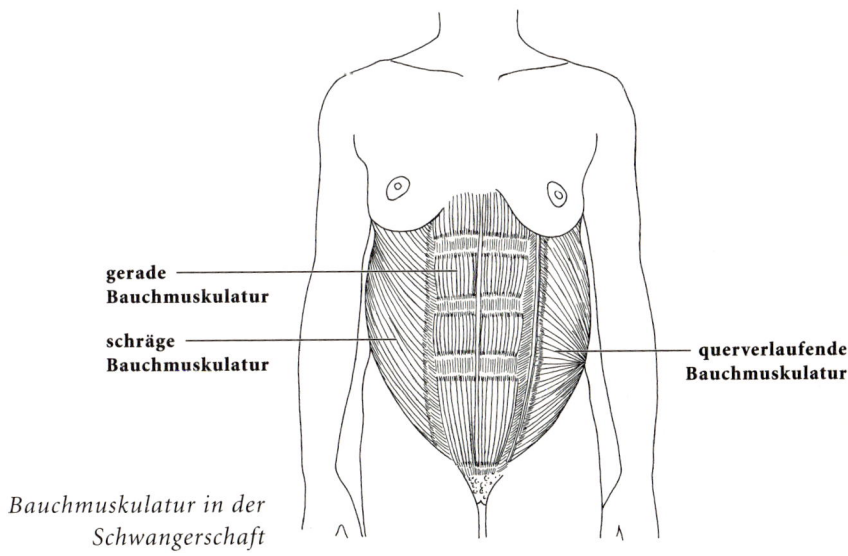

gerade
Bauchmuskulatur

schräge
Bauchmuskulatur

querverlaufende
Bauchmuskulatur

Bauchmuskulatur in der Schwangerschaft

Die geraden Muskeln machen die äußerste Muskelschicht des Bauches aus. Sie ziehen sich von oben nach unten, d. h. von den beiden unteren Rippenbögen bis zum Schambein, und bestehen aus zwei Hälften, die durch eine dünne Faserschicht (linea alba) getrennt sind. Die beiden Hälften werden in der Schwangerschaft sehr gedehnt und mit dem wachsenden Babybauch auseinandergespalten. Einen deutlichen Abstand zwischen den beiden Muskelhälften bezeichnet man als *rectus diastase*. Sie tritt früher oder später bei fast allen Schwangeren auf und ist völlig normal. Aus zwei Gründen gilt es jedoch, der *rectus diastase* besondere Aufmerksamkeit zu widmen:

– Die gedehnte und gespaltene Muskulatur schwächt die Haltung und ist somit Ursache vieler Rückenprobleme.

– Ein Training der geraden Bauchmuskulatur verstärkt das Auseinanderweichen der Muskulatur, führt zu einer weiteren Schwächung und damit zu einer Verschlimmerung der Rückenprobleme. Die Muskulatur des Beckenbodens wird so unnötigerweise zusätzlich belastet.

Die querverlaufenden Bauchmuskeln strahlen von den Wirbelfortsätzen in die geraden Bauchmuskeln hinein. Sie halten den Bauch fest wie ein Korsett und gehören zu den wichtigsten Muskeln in der Schwangerschaft. Nicht nur weil sie guten Halt geben, sondern auch weil sie bei der Geburt des Babys eine entscheidende Rolle spielen. Die querverlaufenden Bauchmuskeln unterstützen die Gebärmutter dabei, das Baby auf die Welt zu bringen. Es ist also sinnvoll und wichtig, diese Muskeln besonders achtsam zu sensibilisieren und zu trainieren.

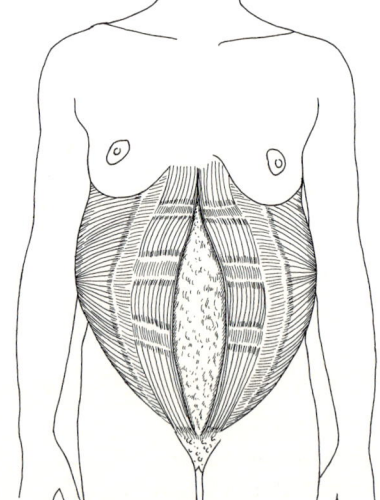

rectus diastase in der Schwangerschaft: Die Bauchmuskulatur weicht auseinander

Die schrägen Bauchmuskeln ziehen sich wie ein großes X diagonal von den Rippenbögen zu dem schräg gegenüberliegenden Beckenkamm. Diese Muskeln sind eine wichtige Stütze des wachsenden Babybauches. Sie sollten unbedingt trainiert werden.

Wie stellt man eine *rectus diastase* fest?
Legen Sie sich flach auf den Rücken, dann heben Sie in dieser Position den Kopf und richten gleichzeitig Ihre Fußspitzen auf. Nun fühlen Sie mit den gestreckten Fingern einer Hand in Höhe des Bauchnabels (der kleine Finger zeigt Richtung Schambein, der Daumen Richtung Brustkorb), ob Sie das Auseinanderweichen der beiden Muskelgruppen erspüren können. Falls eine *rectus diastase* vorliegt, sollten Sie ganz auf das Training der geraden Muskeln verzichten.

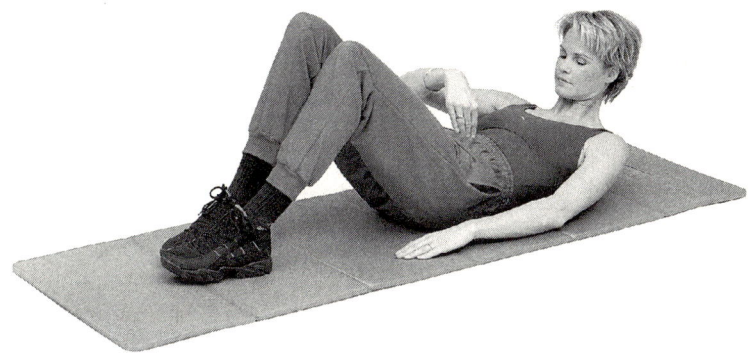

Die Beckenbodenmuskulatur

Die Muskulatur des Beckenbodens wird den meisten Frauen erst während der Schwangerschaft, spätestens aber nach der Geburt bewußt. Leider – denn diese Muskeln haben nicht nur wichtige Stütz- und Haltefunktionen, sondern auch einen großen Anteil am Körpergefühl. Sie spielen eine bedeutende Rolle für das sexuelle Empfinden der Frau. Es ist lohnenswert, sie kennenzulernen und zu trainieren. Zum einen, um Probleme wie Gebärmuttersenkungen und Harninkontinenz nach der Geburt zu vermeiden, zum anderen, um diesen Körperteil auch als Ort erotischer Gefühle und Lustempfindungen auskosten zu können.

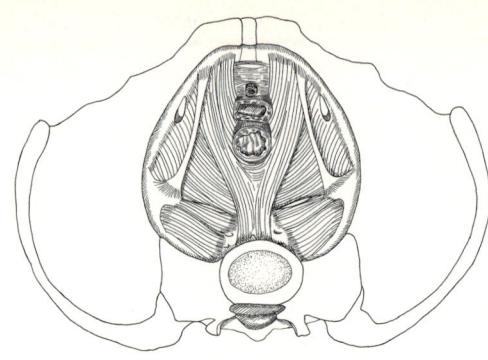

Der Beckenboden
von oben

Die Beckenbodenmuskulatur besteht aus drei Schichten und ist einer Hängematte ähnlich am knöchernen Becken befestigt. Sie verläuft gitterförmig und in Schlingen von vorne nach hinten, von rechts nach links und wieder von vorne nach hinten.

Der Beckenboden
Die Öffnungen des Beckenbodens sind die Harnröhre, die Scheide und der Enddarm. In der Schwangerschaft wird die Gebärmutter mit Plazenta, Fruchtwasser und Fetus von den Beckenbodenmuskeln gestützt und vom knöchernen Becken getragen.
Eine gute Haltung der Schwangeren ist sehr wichtig, um die Arbeit des Beckenbodens zu erleichtern. Durch die typische Schwangerenhaltung (dorsale Rücklage, Hohlkreuz) wird auch die Beckenbodenmuskulatur

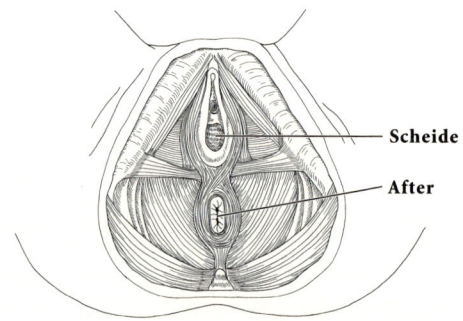

Scheide

After

Der Beckenboden
von unten

ungünstig belastet (siehe S. 56). Der aufrechte Gang der werdenden Mutter wiegt das Baby im Becken und unterstützt eine für die Geburt optimale Position des Babys.

Eine kräftige Beckenbodenmuskulatur ist sehr positiv für die Schwangerschaft und die Geburt. Während der Geburt muß die Beckenbodenmuskulatur jedoch nachgeben, damit der Kopf und der Körper des Babys den Weg hindurchfinden. Der Kopf des Babys dehnt während der Geburt alle Beckenbodenmuskeln extrem und drängt sie gegen den Beckenausgang. Ebenso wichtig wie die Kraft ist somit auch die Elastizität und Entspannungsfähigkeit dieser Muskelgruppen. Von daher gilt es, beides zu trainieren: Kraft und Entspannungsfähigkeit.

Es kann nicht deutlich genug hervorgehoben werden, wie wichtig das Training der Beckenbodenmuskulatur auch für die Monate nach der Schwangerschaft ist. Harninkontinenz bis hin zu Gebärmuttersenkungen sind gerade bei sportlich aktiven Frauen häufig, da sie das Training des Beckenbodens vernachlässigen. Ohne die unterstützende Basis des gekräftigten Beckenbodens macht es wenig Sinn, das normale Training wieder aufzunehmen.

Mit dem folgenden Programm wird die Bauch- und Beckenbodenmuskulatur optimal trainiert. Die Übungen sind auch wichtig für die Zeit nach der Geburt. So ist es sinnvoll, sie möglichst häufig zu üben, damit sie zur Gewohnheit werden.

Die Übungen

Das Basisprogramm Bauch und Beckenboden ist eine Kombination von Bauch- und Beckenbodenübungen, wobei sich kräftigende und entspannende Übungen abwechseln.

Stabilisierung der geraden und querverlaufenden Bauchmuskulatur

Legen Sie sich mit dem Rücken auf den Boden, und unterstützen Sie eventuell den Kopf mit einem Kissen. Umschränken Sie mit Ihren Armen kreuzweise den Bauch. Atmen Sie nun tief ein, und spüren Sie, wie sich der Bauchraum füllt. Nun heben Sie ganz sanft den Kopf und atmen langsam und gleichmäßig aus.

Einschränkungen: Diese Übung sollte nur bis zur 20. Schwangerschaftswoche ausgeführt werden. Falls Ihnen in dieser Position schwindelig oder übel wird, kann es sein, daß eine Hohlvene (vena carva) abgedrückt wird. Bitte begeben Sie sich dann umgehend in eine andere Position. Bei Mehrlingsschwangerschaften ist diese Übung nicht angeraten. In diesem Fall starten Sie das Programm mit der nächsten Übung.

Stärkung und Sensibilisierung der Beckenboden- und unteren Rückenmuskulatur

Legen Sie sich auf den Rücken, den Kopf gegebenenfalls durch ein Kissen unterstützt, und setzen Sie die Füße auf, so daß die Beine angewinkelt sind. Nun lenken Sie Ihre Aufmerksamkeit auf die Muskulatur des Beckenbodens und stellen sich diesen als einen Aufzug vor, den Sie nach oben ziehen müßten. Wenn Sie eine Anspannung erreicht haben, heben Sie das Becken ein wenig nach oben, halten die Anspannung für 5 bis 10 Sekunden und gehen langsam wieder in die Ausgangsposition zurück. Wiederholen Sie diese Übung 5- bis 10mal, und versuchen Sie, jedesmal wirklich optimal anzuspannen, damit Sie den gesamten Beckenboden erreichen.

Entspannung und Dehnung von Beckenboden und unterer Rückenmuskulatur

Legen Sie sich in dieselbe Ausgangsposition wie in der Übung zuvor. Winkeln Sie die Beine an, und legen Sie die Knie langsam nach links auf den Boden ab. Nach 5 tiefen Atemzügen in dieser Position wechseln Sie die Beine auf die andere Seite. Wiederholen Sie jede Seite 3- bis 5mal.

Dehnung und Kräftigung der schrägen Bauchmuskulatur

Winkeln Sie auf dem Rücken liegend die Beine an, und legen Sie sie auf der rechten Seite ab. Führen Sie die Hände hinter den Kopf, und halten Sie die Ellenbogen geöffnet. Nun heben Sie den Kopf und die Schultern sanft an. Atmen Sie in der Ausgangsposition auf dem Boden ein und in der Bewegung nach oben aus. Nach 10 Wiederholungen drehen Sie die Beine auf die andere Körperseite und führen die Übung auch dort 10mal aus. Achten Sie darauf, niemals den Atem anzuhalten und im Bauch nicht zu stark anzuspannen.

Dehnung der Körperseite und Stabilisation
der schrägen Bauchmuskulatur

Grätschen Sie im Stand leicht die Beine, und beugen Sie leicht die Knie an.
Strecken Sie den linken Arm in die Luft, und stemmen Sie die rechte Hand
in die Hüfte. Dabei spannen Sie den Beckenboden an (Aufzug). Halten Sie
die Dehnung über 8 bis 10 Sekunden, bevor Sie auf die andere Seite wechseln, den linken Arm hinunterführen und den rechten Arm über den Kopf
seitlich nach oben führen und auch dort dehnen. Nun führen Sie in einem
etwas dynamischeren Wechsel den linken und den rechten Arm hoch und
wieder hinunter. Strecken Sie die Körperseiten ganz lang, und vergessen Sie
das Atmen nicht. Nach 20 Wechseln beenden Sie die Übung mit der gehal-
tenen Form auf jeder Seite.

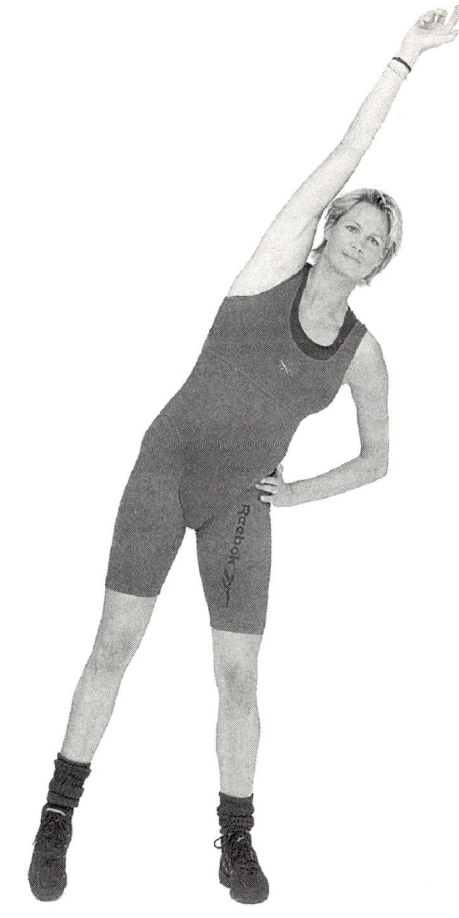

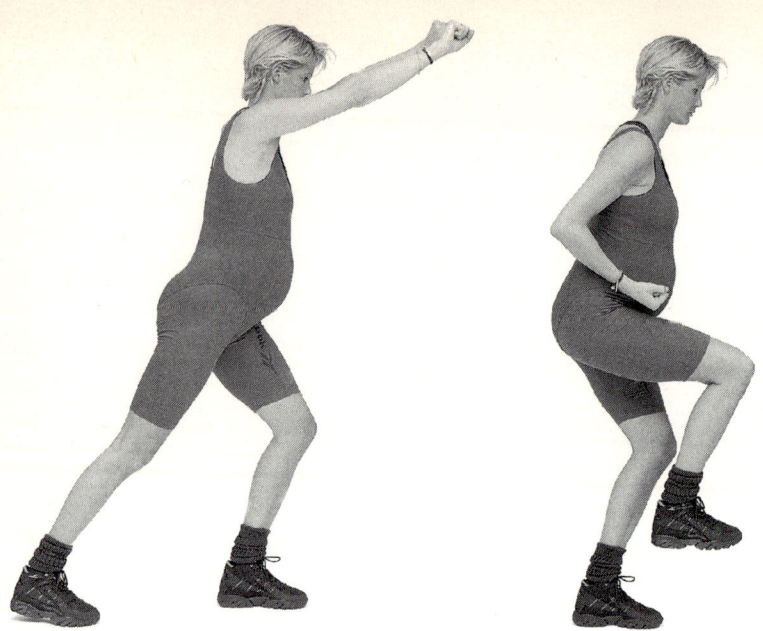

Beckenbodenstabilisation

Gehen Sie in Schrittstellung, und bringen Sie die Arme in Vorhalte. Nun winkeln Sie das hintere Bein an, spannen den Beckenboden an und ziehen gleichzeitig die Arme an den Körper. Wiederholen Sie die Übung 15mal mit dem rechten und 15mal mit dem linken Bein.

Körperzusammenschluß und Spontanentspannung

Bringen Sie im Stand die Fersen zusammen – die Füße sind leicht nach außen gedreht. Nun heben Sie die Fersen vom Boden ab. Stehen Sie auf den Fußspitzen, wobei Sie den ganzen Körper fest anspannen, d. h. das Gesäß zusammenkneifen, die Hände zur Faust ballen, die Schulterblätter zusammenziehen und den Mund und die Augen fest schließen. Halten Sie die Spannung für 10 bis 15 Sekunden, und lassen Sie dann ganz los. Schütteln Sie die Gliedmaßen etwas aus, und wiederholen Sie die Übung 2- bis 3mal.

Dehnungsgymnastik

Dehnungsgymnastik (Stretching) eignet sich für den Beginn oder den Abschluß eines Trainings oder aber für eine eigene entspannende Trainingseinheit zwischendurch. Gezieltes Dehnen beugt Verletzungen vor und erwärmt die Muskulatur für die körperliche Aktivität. Nach dem Training unterstützt es die Regenerationsprozesse.

Vor der Dehnungsgymnastik ist eine kurze Erwärmung, z. B. durch ein fünf- bis zehnminütiges Gehen oder sanftes Joggen auf der Stelle, notwendig. Danach kann sofort begonnen werden.

Durch spezifische Schwangerschaftshormone sind die Bänder und Sehnen lockerer und die Gelenke dadurch verletzungsanfälliger. Eine gute Erwärmung mit ausgewählten Dehnungsübungen sorgt für eine gut durchblutete Muskulatur und eine Entlastung der Gelenke.

Wenn Sie zu denjenigen gehören, die gerne Sport treiben, jedoch auf das Stretchen vorher und nachher aus Bequemlichkeit zumeist verzichtet haben, besteht jetzt die Gelegenheit, sich eine gute Routine anzugewöhnen.

Die Vorteile der Dehnungsgymnastik sind:
* **die Anregung der Blutzirkulation in der Muskulatur**
* **die Ökonomisierung des Stoffaustauschs**
* **die Förderung der Beweglichkeit**
* **die Vorbeugung vor Verletzungen**

Hinweise zur Dehnungsgymnastik
* Dehnen Sie in der Schwangerschaft nicht bis zum Limit.
* Dehnen Sie niemals bis an die Schmerzgrenze.
* Gehen Sie langsam in die Dehnung.
* Halten Sie die Dehnungsposition, federn Sie nicht.
* Atmen Sie ruhig ein und aus, halten Sie den Atem nicht an.
* Behalten Sie die Dehnung etwa zehn bis maximal 30 Sekunden bei.
* Gehen Sie langsam aus der Dehnungsposition heraus.

Die Übungen

Erwärmung durch Gehen auf der Stelle

Winkeln Sie die Arme an und nehmen Sie die Oberschenkel hoch. Gehen Sie für 3 bis 5 Minuten auf der Stelle.

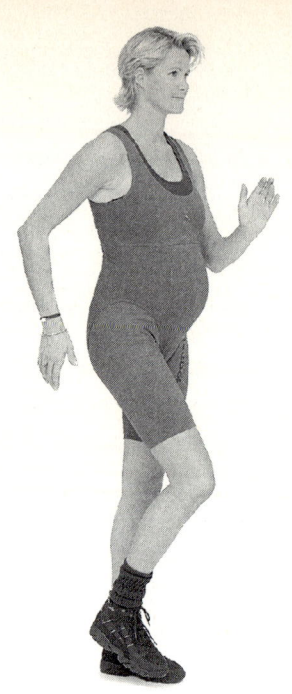

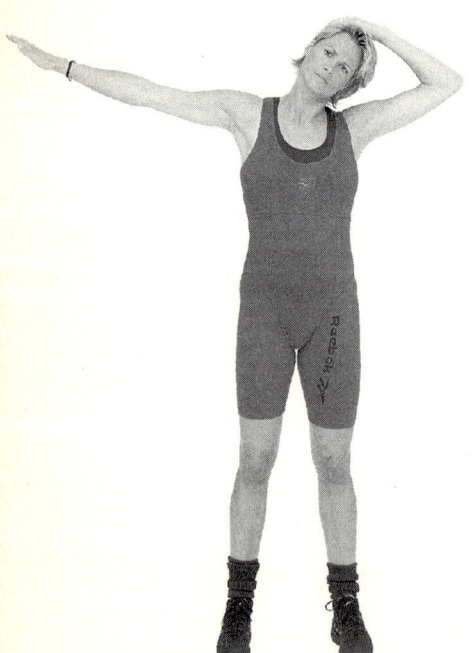

Dehnung der Hals- und Nackenmuskulatur

Greifen Sie mit der rechten Hand über den Kopf zum linken Ohr. Ziehen Sie nun den Kopf mit der rechten Hand sanft nach rechts. Halten Sie die Dehnung etwa zehn Sekunden, dann dehnen Sie auf die andere Seite. Dehnen Sie beide Seiten etwa 3- bis 5mal.

Dehnung der Arme

a. Strecken Sie den rechten Arm hoch, beugen Sie ihn hinter den Kopf, und greifen Sie mit der rechten Hand in Richtung Ihres linken Schulterblattes. Verstärken Sie mit der linken Hand etwas die Dehnung am rechten Ellenbogen. Dehnen Sie etwa zehn Sekunden. Wiederholen Sie die Übung auf der anderen Seite. Jede Seite wird 3mal gedehnt. Danach schütteln Sie die Arme sanft aus.

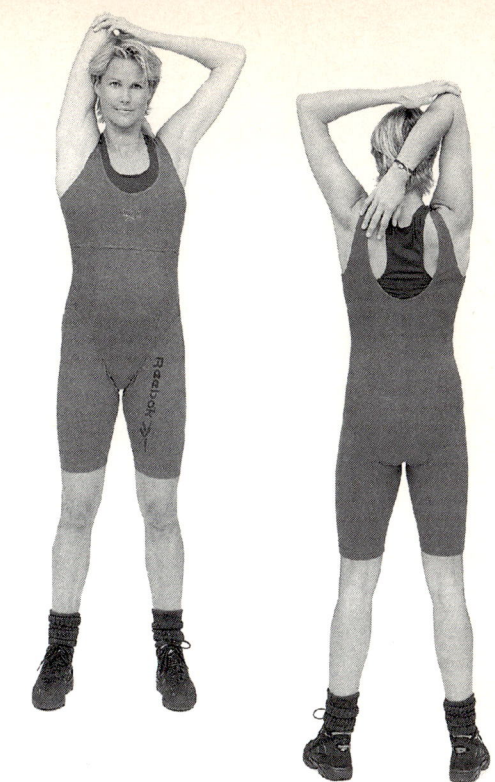

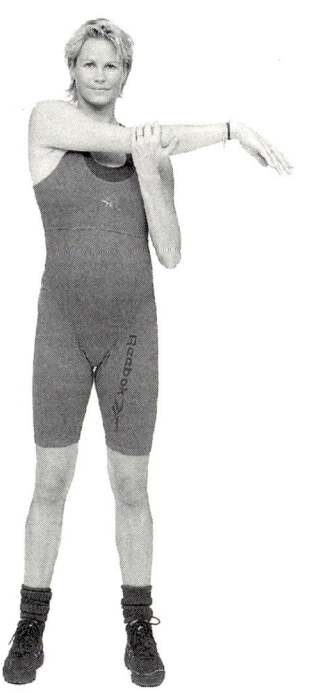

b. Strecken Sie den rechten Arm in Brusthöhe ganz nah am Körper nach links. Legen Sie die linke Hand auf den rechten Ellenbogen, und verstärken Sie die Dehnung für etwa 8 bis 10 Sekunden. Dann wechseln Sie die Seite. Dehnen Sie dreimal auf jeder Seite.

Ganzkörperdehnung

Stellen Sie die Beine etwa hüftbreit auseinander, und beugen Sie die Knie leicht ein. Falten Sie die Hände ineinander, und strecken Sie sie hoch über den Kopf. Ihre Handflächen sind nach oben gerichtet. Strecken Sie nun den ganzen Körper, und heben Sie die Fersen etwas vom Boden ab. Halten Sie die Dehnung etwa 8 bis 10 Sekunden, und wiederholen Sie die Übung 3- bis 5mal.

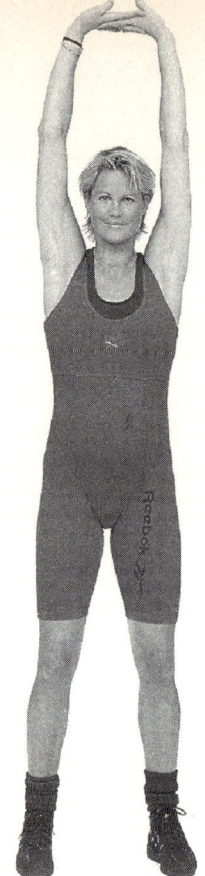

Dehnung der Oberschenkelvorderseite

Stehen Sie auf einem Bein, winkeln Sie das andere Bein nach hinten an, und ziehen Sie den Fußrücken mit beiden Händen zum Gesäß. Wenn Sie sich so unsicher fühlen, können Sie sich mit einer Hand an einer Wand abstützen und mit der anderen Hand den Fußrücken greifen. Ihr Oberkörper bleibt aufrecht, das Knie zeigt nach unten, und das Becken wird durch das Anspannen von Bauch- und Rückenmuskulatur stabilisiert. Halten Sie die Dehnung etwa 8 bis 10 Sekunden, bevor Sie sie mit dem anderen Bein ausführen. Wiederholen Sie die Dehnung auf jeder Seite 2- bis 3mal.

Dehnung der Oberschenkelinnenseiten (Adduktoren)

Bei gegrätschten Beinen beugen Sie ein Bein an, stellen den Fuß des gebeugten Beines etwa 30 Grad nach außen und stützen die Hände auf dem Oberschenkel ab. Nun schieben Sie das Becken schräg nach unten zum gebeugten Bein, während Sie den Oberkörper weitestgehend aufrecht halten. Sie dehnen sanft für etwa 8 bis 10 Sekunden und verlagern anschließend das Gewicht langsam auf die andere Seite, wo Sie nun dehnen. Auf jeder Seite wird die Dehnung 2mal wiederholt.

Dehnung der Rückenstreckmuskulatur

In Rückenlage beugen Sie das rechte Bein im Kniegelenk etwa um 90 Grad. Bewegen Sie das angewinkelte Bein langsam über das gestreckte Bein, und legen Sie es links neben dem Körper auf dem Boden ab. Beide Schultern bleiben möglichst nah am Boden. Halten Sie die Dehnung für 8 bis 10 Sekunden, dann wechseln Sie auf die andere Seite. Dehnen Sie beide Seiten 2- bis 3mal.

Dehnung der Rückenstreck- und Gesäßmuskulatur

Winkeln Sie auf dem Rücken liegend beide Beine an, und fassen Sie unter die Kniekehlen. Ziehen Sie die Beine möglichst dicht an den Körper. Halten Sie die Dehnung für 8 bis 10 Sekunden, wiederholen Sie 3- bis 5mal.

Ausdauertraining

Unter die Bezeichnung Ausdauertraining fallen sportliche Aktivitäten wie das Joggen, Walken, Radfahren, Schwimmen oder Rudern. In der Sportwissenschaft wird unter Ausdauer die Ermüdungswiderstandsfähigkeit des Organismus bei körperlichen Belastungen verstanden. Es geht also hauptsächlich um ein Training der inneren Organe – genau das macht das Ausdauertraining in der Schwangerschaft so gesund. Das Herz-Kreislauf-Verhalten und der Blutdruck werden reguliert und die Sauerstoffzufuhr und Verwertung des Sauerstoffs verbessert.

Das Ausdauertraining eignet sich zudem sehr gut zum Streßabbau und zur Energiegewinnung. Ausdauertrainierte Menschen haben ein starkes Immunsystem und sind weniger streßanfällig. Um diese positiven Effekte zu erzielen, muß das Training folgende Kriterien erfüllen:

*   Mindestens ein Sechstel der gesamten Skelettmuskulatur muß an der Bewegung beteiligt sein.
*   Die Bewegung muß dynamisch sein.
*   Die Aktivität muß über einen Zeitraum von mindestens 10 Minuten durchgeführt werden.

Die Trainingsprinzipien in der Schwangerschaft (siehe S. 41 ff.) sind dabei immer zu beachten!

Jogging, Walking, Radfahren, Schwimmen und Aquafitness sind Ausdauersportarten, die in der Schwangerschaft besonders geeignet sind.

Jogging

Joggen oder Walken können Sie fast zu jeder Tageszeit und überall. Sie sind unabhängig, flexibel und nicht auf feste Trainingszeiten oder einen Partner angewiesen. Als Ausstattung benötigen Sie nicht viel mehr als ein Paar guter Laufschuhe. Kein Wunder, daß das Laufen und Walken zu den beliebtesten Sportarten überhaupt gehört.

Wer das Joggen gewohnt ist, möchte es gern auch in der Schwangerschaft weiterführen. Das geht, wenn die Trainingsprinzipien beachtet werden. Das Beginnen mit dem Joggen in der Schwangerschaft ist keine gute Idee. Zu viele Anpassungen des Organismus sind erforderlich, die schnell zu einer Überforderung führen können. Das Walken ist für Anfänger oder Wiedereinsteiger dann sehr viel besser geeignet.

Wissenschaftliche Studien belegen, daß ein dosiertes und modifiziertes Lauftraining in der Schwangerschaft sehr positiv zu bewerten ist. Häufig wird jedoch der wachsende Babybauch ab dem 5./6. Schwangerschaftsmonat hinderlich. Viele Frauen spüren beim Training ein Ziehen der Gebärmutterbänder (*Round Ligament Syndrom*) oder einen starken Druck auf der Harnblase. Die Freude am Joggen wird dadurch arg getrübt. In diesen Fällen sollten Sie auf Walking oder Aquajogging umsteigen.

Hinweise zum Jogging

- Trinken Sie vor jedem Training ein Glas Mineralwasser.
- Beginnen Sie das Training immer mit einer Erwärmung: Auflockern durch langsames Gehen (fünf Minuten), anschließend sanfte Dehnung der wichtigsten Muskelgruppen (siehe S. 73 ff.).
- Wenn Sie allein laufen, geben Sie jemandem Bescheid, welche Route und wie lange Sie laufen wollen.
- Ein Meßgerät zur Kontrolle der Herzfrequenz ist optimal, ansonsten sollten Sie den «Talk Test» anwenden: Solange Sie während der Belastung eine Unterhaltung aufrechterhalten können, ist die Belastungsdosierung genau richtig.
- Tragen Sie bei Dämmerung oder Nebel unbedingt Kleidung mit Reflektoren.
- Reduzieren Sie das gewohnte Tempo und die Distanz mit zunehmender Schwangerschaft ein wenig. Dabei können Sie der eigenen Intuition und den Signalen Ihres Körpers vertrauen. Schwangere haben eine besondere «Antenne» dafür, was für sie am besten ist. Als Richtschnur während des Trainings gilt immer die eigene Befindlichkeit und gegebenenfalls die Kontrolle der Herzfrequenz (Trainingsfrequenz nicht höher als 140 Schläge pro Minute).

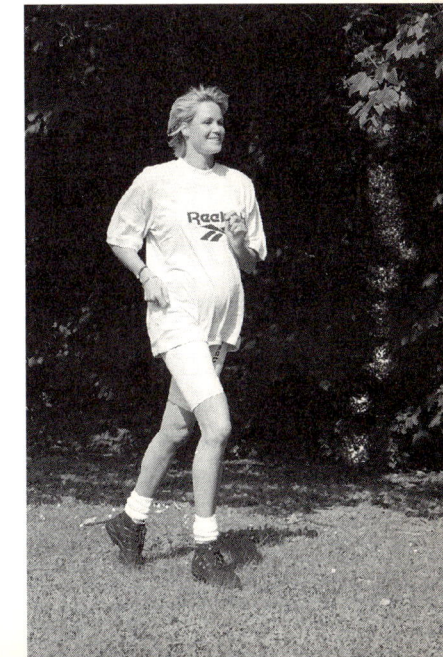

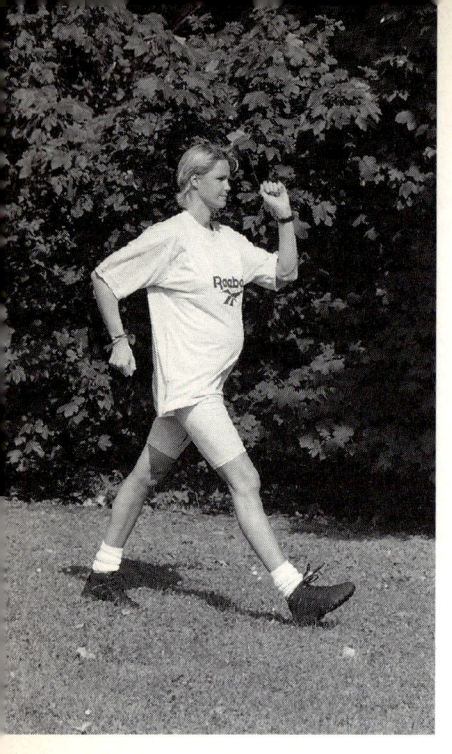

Walking

Walking ist eine optimale Anfängersportart und in der Schwangerschaft eine gute Alternative für Joggerinnen. Die Gelenkbelastung und die Vibration ist geringer als beim Laufen, längere Strecken können ohne Probleme bewältigt werden. Viele Frauen finden es einfach angenehmer mit dem wachsenden Bauch zu walken und verzichten für die Zeit der Schwangerschaft auf das Joggen.

Wichtig ist ein gutes Paar Schuhe. Bedenken Sie, daß die Füße im Verlauf der Schwangerschaft durch die erhöhte Flüssigkeitsmenge im Körper zumeist etwas dicker werden. Tragen Sie beim Kauf der Schuhe dicke Socken, insbesondere zu Beginn der Schwangerschaft.

Hinweise zum Walking

Beim Walking gilt es vor allem, auf die richtige Haltung zu achten:

- Halten Sie den Kopf aufrecht, den Blick geradeaus gerichtet, das Kinn parallel zum Boden.
- Lassen Sie die Schultern locker und entspannt.
- Winkeln Sie die Arme in 90 Grad an, und halten Sie die Ellenbogen eng am Körper.
- Wählen Sie eine angenehme Schrittlänge.
- Absolvieren Sie zu Beginn und am Ende des Walkings die Dehnungsgymnastik (siehe S. 73 ff.).

Radfahren

Radfahren ist als Schwangerschaftssport vor allem aufgrund der geringen Gelenkbelastung und der Beckenbodenbeanspruchung zu empfehlen. Das Herz-Kreislauf-System wird gekräftigt und die gesamte Muskulatur gestärkt, was Mutter und Baby zugute kommt. Während es zu Beginn der Schwangerschaft kaum Einschränkungen gibt, wird der wachsende Babybauch in der fortgeschrittenen Schwangerschaft oftmals zu einem Handi-cap. Eine optimale Einstellung von Sattel und Lenkrad des Fahrrads ist hier entscheidend. Mit zunehmendem Bauchumfang ist es sinnvoll, in der auf-recht sitzenden Position radzufahren und auf die vorgebeugte Rennradposi-tion zu verzichten, um die Atmung durch den Babybauch nicht zu behin-dern.

Wie schnell, wie lange und wie weit Sie radfahren können, ist von Ihrem individuellen Fitnesslevel und den Trainingsgewohnheiten vor der Schwan-gerschaft abhängig.

Zum Training auf dem Radergometer lesen Sie bitte den Abschnitt **Trai-ning im Fitness-Studio** (siehe S. 102 ff.).

Hinweise für das Radfahren

- Vermeiden Sie steile Berganstiege und holperiges Gelände.
- Trainieren Sie nicht an heißen Tagen.
- Sorgen Sie immer für eine ausreichende Flüssigkeitszufuhr.
- Absolvieren Sie vor und nach dem Radfahren die Dehnungsgymnastik (siehe S. 73 ff.).
- Durch die sitzende Position kann der venöse Rückstrom behindert wer-den, Hämorrhoiden und Krampfadern könnten sich verschlimmern. In diesem Fall verkürzen Sie die Trainingszeiten, und tragen Sie entspre-chende Stützstrümpfe!

Krafttraining

Unter Krafttraining in der Schwangerschaft ist kein Bodybuilding zu verstehen, sondern ein Ausgleich und Aufbau der durch die Schwangerschaft besonders beanspruchten Muskulatur. Die bereits vorgestellten Programme **Basisprogramm Bauch und Beckenboden** und **Rückenfit für zwei** sind in diesem Sinne in Teilbereichen ebenfalls Krafttrainingseinheiten. Auch in einem Fitness-Studio kann die Kraft an speziellen Geräten trainiert werden (siehe S. 102 ff.).

Die Übungen

Zwei Trainingsprogramme für zu Hause werden Ihnen nachfolgend vorgestellt:
   A: Allgemeines Krafttraining
   B: Krafttraining mit dem Thera-Band

A: Allgemeines Krafttraining

Warm up

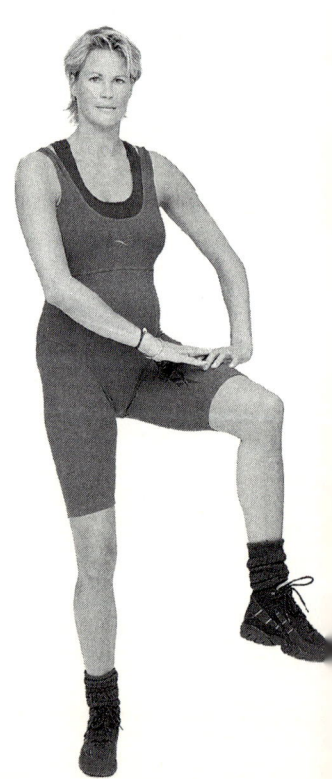

a. Heben Sie auf der Stelle die Knie abwechselnd hoch, und drücken Sie mit den Händen die Oberschenkel etwas herunter, jede Seite 20- bis 30mal.
b. Heben Sie dann die Beine etwas gegrätscht an, und führen Sie die Hände unter den Oberschenkeln zusammen. Jede Seite 15- bis 20mal.

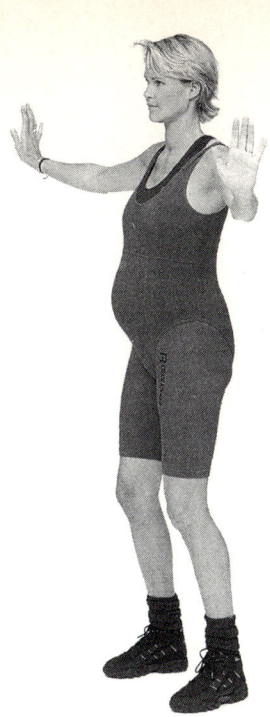

Arm und Schultergürtel

a. Stellen Sie die Füße hüftbreit auseinander, beugen Sie die Knie leicht, und strecken Sie die Arme zur Seite aus, wobei Sie die Ellenbogen jedoch leicht gebeugt lassen. Strecken Sie die Fingerspitzen nach oben, und kreisen Sie dann leicht die Arme 20mal vorwärts und 20mal rückwärts.

b. Ballen Sie nun die Hände zur Faust, und kreisen Sie wieder leicht die Arme 20mal vorwärts und 20mal rückwärts.

Brustmuskulatur

Verschränken Sie im Stand die Arme in Brusthöhe, dabei greift die linke Hand den rechten Unterarm und die rechte Hand den linken Unterarm. Nun ziehen Sie beide Hände leicht nach außen und wieder zurück, 20- bis 30mal.

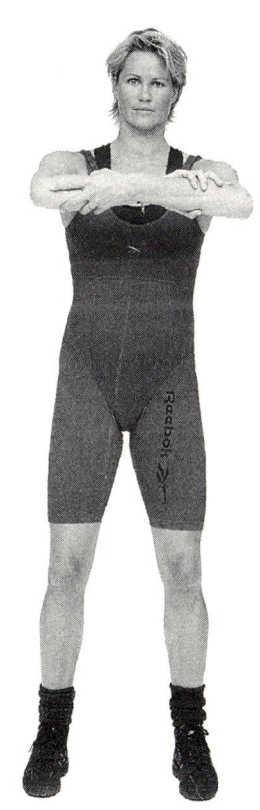

Brust- und Armmuskulatur

Winkeln Sie im Stand die Arme vor der Brust an, und pressen Sie die Ellenbogen eng zusammen. Nun strecken Sie die Arme nach oben und führen sie wieder hinunter. Die Ellenbogen halten dabei Kontakt. Wiederholen Sie die Übung 15- bis 25mal.

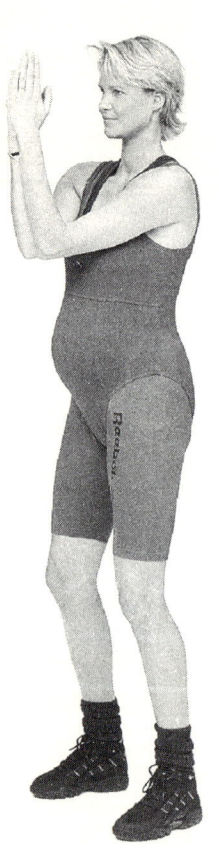
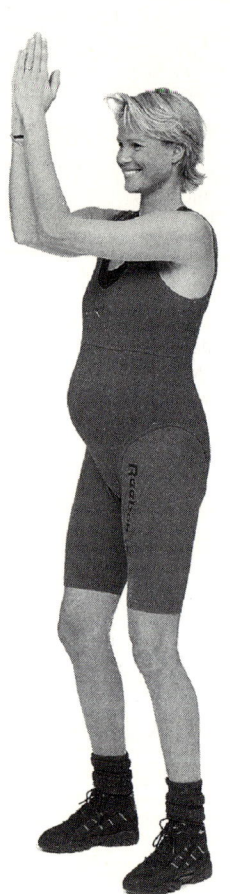

Dehnung der Armmuskulatur

Legen Sie im Stand eine Hand zwischen die Schulterblätter hinter den
Kopf. Mit der anderen Hand greifen Sie den Ellenbogen und ziehen ihn
vorsichtig hinter dem Kopf nach hinten unten. Halten Sie die Dehnung für
8 bis 10 Sekunden. Führen Sie dieselbe Übung mit dem anderen Arm
durch, und wiederholen Sie die Übung auf jeder Seite 2mal.

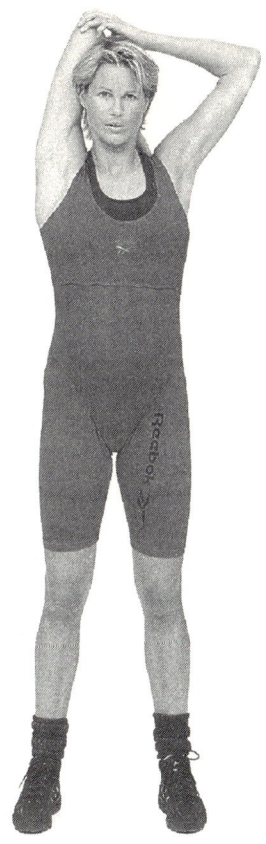

Po- und Oberschenkelmuskulatur

Heben Sie in der Bankposition (Hände unter den Schultern, Knie unter
der Hüfte) das rechte Bein in Verlängerung des Körpers an. Nun ziehen Sie
das Bein am Körper entlang in Richtung Schulter und wieder zurück.
Wiederholen Sie die Übung 10- bis 15mal, bevor Sie die gleiche Übung mit
dem linken Bein ausführen.
Variation: Beugen und strecken Sie das gestreckte Bein 15- bis 20mal,
bevor Sie wechseln.

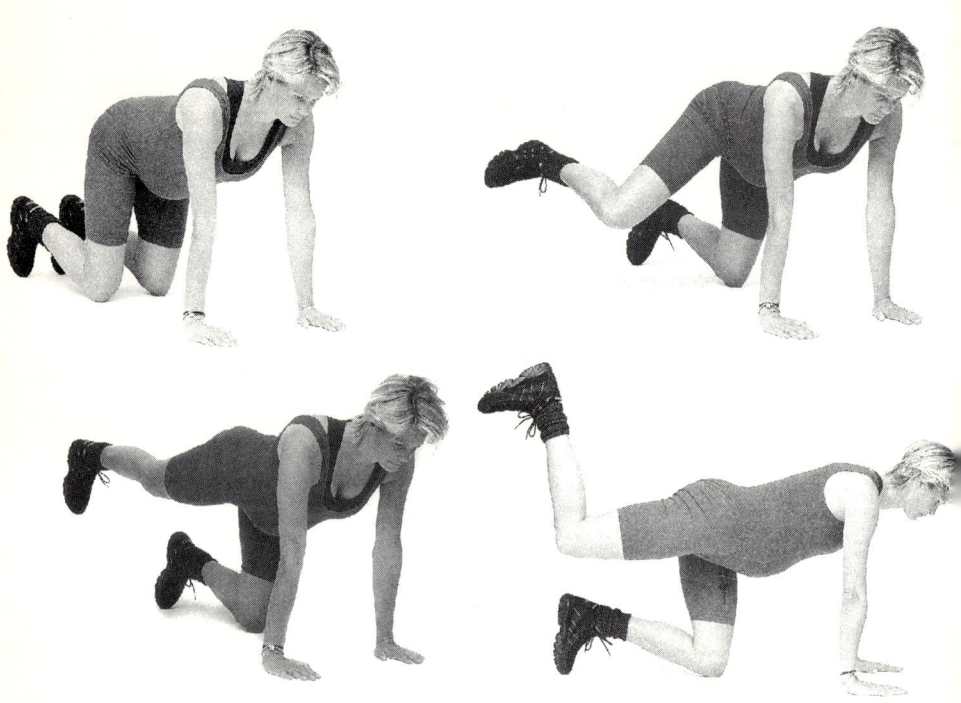

Oberschenkelinnen- und -außenseiten

a. Stützen Sie in der Rückenlage den Kopf mit einem Kissen. Heben Sie die
Beine gegrätscht hoch, und winkeln Sie sie an. Ihre Hände greifen an die
Oberschenkelinnenseiten. Bringen Sie die Oberschenkel gegen den leichten
Druck der Hände zusammen, und öffnen Sie sie wieder, 10- bis 15mal.
b. Nun greifen die Hände an die Außenseiten der Oberschenkel. Öffnen
und schließen Sie die Beine. Dabei üben die Hände einen leichten Druck
nach innen aus. Führen Sie 10 bis 15 Wiederholungen aus.

Dehnung und Anregung der Zirkulation

Halten Sie die Beine in der Rückenlage gegrätscht und angewinkelt. Ihre Hände greifen in die Oberschenkelinnenseiten. Nun führen Sie die Unterschenkel mit gestreckten Fußspitzen nach oben, beugen die Fußspitzen und führen die Unterschenkel wieder in die Ausgangsposition zurück. Führen Sie die Bewegung langsam aus. Strecken Sie insgesamt 15mal die Beine, und winkeln Sie sie wieder an.

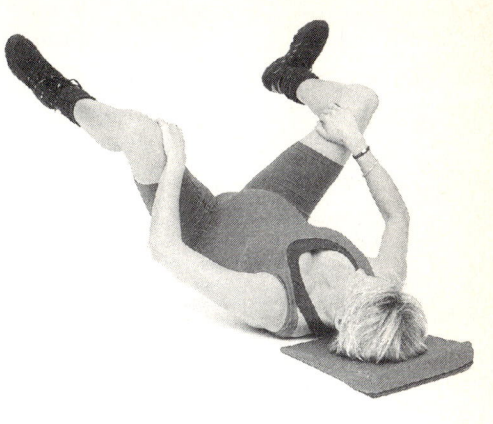

Oberschenkelmuskulatur

Legen Sie sich auf die linke Körperseite, den Kopf durch den langgestreckten linken Arm gestützt. Führen Sie das rechte Bein angewinkelt über das linke Bein, und legen Sie es auf ein kleines Kissen gestützt in Hüfthöhe ab. Nun heben Sie das linke Bein leicht an und senken es wieder. Nach 10 bis 15 Wiederholungen wechseln Sie auf die andere Seite.

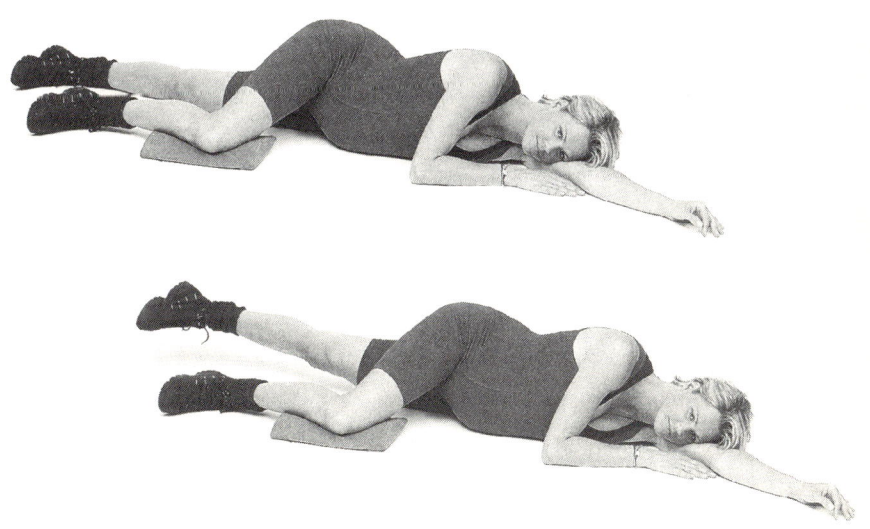

Dehnung der Beinmuskulatur

In Schrittstellung stützen Sie sich mit den Händen in Schulterhöhe an einer Wand ab. Das hintere Bein wird gedehnt, indem Sie die Ferse auf den Boden drücken. Halten Sie die Dehnung für etwa 8 bis 10 Sekunden, und wechseln Sie dann auf die andere Seite. Jede Seite dehnen Sie 3mal.

Dehnung des Oberkörpers

Gehen Sie in die Schrittstellung. Strecken Sie den linken Arm in Verlängerung der Schulter aus. Bringen Sie dann den rechten Arm mit einer leichten Oberkörperdrehung zum linken Arm. Ihr Blick ist auf die Hände gerichtet. Nun ziehen Sie den rechten Arm in einer langsamen Bewegung zurück, so als würden Sie einen Bogen spannen. Wiederholen Sie 5- bis 8mal, bevor Sie auf die andere Seite wechseln.

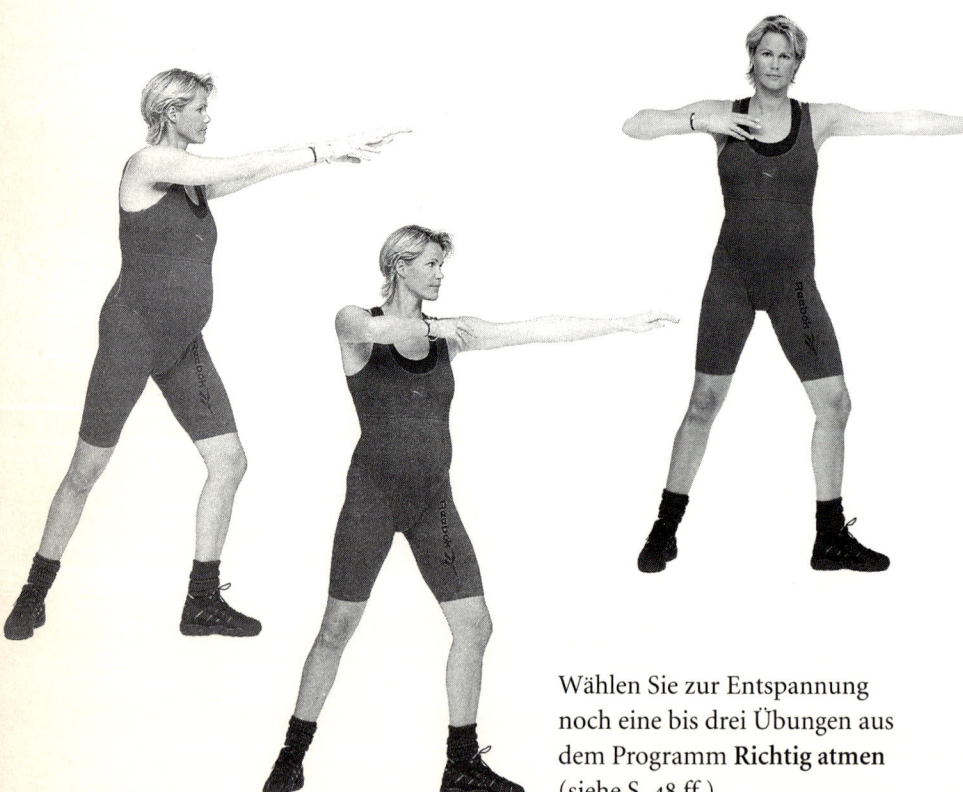

Wählen Sie zur Entspannung noch eine bis drei Übungen aus dem Programm **Richtig atmen** (siehe S. 48 ff.).

B: Krafttraining
mit dem Thera-Band

Das Thera-Band, auch als «das kleinste Fitnesscenter der Welt» bezeichnet, eignet sich sehr gut für das Kraftausdauertraining in der Schwangerschaft. Die Kraftausdauer, die Ermüdungswiderstandsfähigkeit der Muskulatur bei längerdauernden Belastungen, ist in der Schwangerschaft und während der Geburt wichtig. Beim Thera-Band-Training in der Schwangerschaft wird mit geringen Intensitäten gearbeitet, so daß keine Gefahr der Überforderung besteht. Der Thera-Band ist gezielt, vielseitig und dadurch sehr effektiv einzusetzen.

Eigenschaften des Thera-Bandes

- Das Thera-Band gibt es in unterschiedlichen Stärken, wobei die Farbe des Bandes den Widerstand kennzeichnet. Wählen Sie in der Schwangerschaft ein gelbes oder rotes Band von leichter oder mittlerer Intensität. Der Widerstand richtet sich außerdem nach der Schlingengröße (je größer die Schlinge, desto kleiner der Widerstand) und danach, ob das Band einfach, doppelt oder mehrlagig verwendet wird.
- Verzichten Sie beim Training auf Schmuck und Straßenschuhe, um Beschädigungen des Thera-Bandes zu vermeiden.
- Das Thera-Band ist aus dem Naturprodukt Latex und sollte für eine lange Haltbarkeit regelmäßig mit Talkum (in der Apotheke erhältlich) gepflegt werden.
- Das Thera-Band sollte mindestens zwei Meter lang sein.

Hinweise zum Training mit dem Thera-Band

- Die Übungen müssen korrekt und entsprechend der Übungsbeschreibung ausgeführt werden, um Fehlbelastungen zu vermeiden.
- Zur Kontrolle sollten Sie beim ersten Mal die Übungen vor einem Spiegel ausführen.
- Das Thera-Band sollte in der Ausgangsposition immer leicht vorgedehnt sein, um eine muskuläre Stabilisation des Gelenkes zu erzielen.
- Achten Sie auf eine sichere Fixierung des Bandes durch die Hände, unter den Füßen oder an feststehenden Gegenständen.
- Wickeln Sie das Band nur breitflächig um den Körper, um Abschnürungen zu vermeiden.

- Achten Sie während der Bewegungsausführung immer auf eine gerade Position Ihrer Handgelenke.
- Versuchen Sie, die Bewegungen fließend und gleichmäßig durchzuführen.
- Halten Sie nie den Atem an, sondern versuchen Sie ruhig ein- und auszuatmen.

Warm up

Stellen Sie sich im leichten Grätschstand auf das Thera-Band. Sie beugen und strecken die Beine, schwingen Sie dabei die Arme diagonal (Skilanglauf) für etwa 3 bis 5 Minuten.

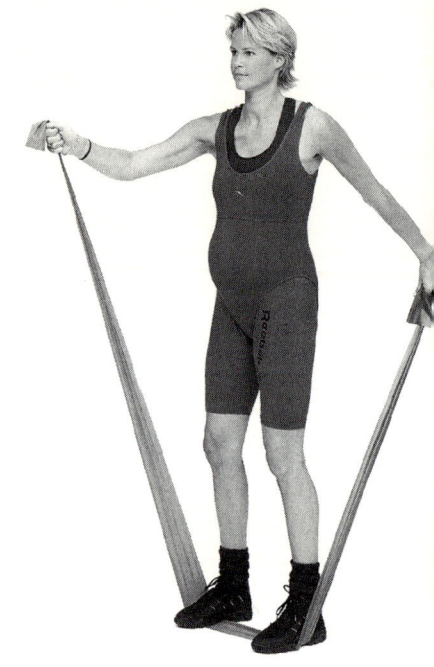

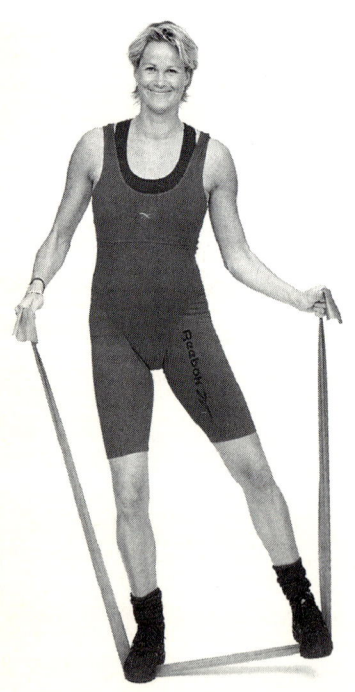

Kräftigung Oberschenkel

Stellen Sie sich mit beiden Füßen im leichten Grätschstand auf das Thera-Band. Halten Sie das Band an den Enden mit seitlich vom Körper abgestreckten Armen. Heben Sie das rechte Bein seitlich an. Ihr Körper bleibt aufrecht. Knicken Sie nicht die Handgelenke ein! Nach 15 bis 20 Wiederholungen wechseln Sie auf die andere Seite.

Kräftigung Arm- und Brustmuskulatur

Stellen Sie sich mit leicht gegrätschten Beinen auf das Thera-Band, die Knie leicht gebeugt. Heben Sie die Arme seitlich an, und senken Sie sie wieder. Führen Sie 15 bis 20 Wiederholungen aus.

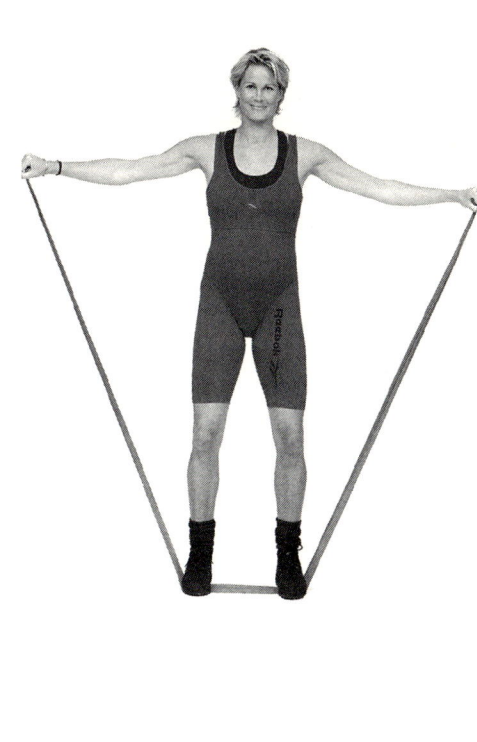

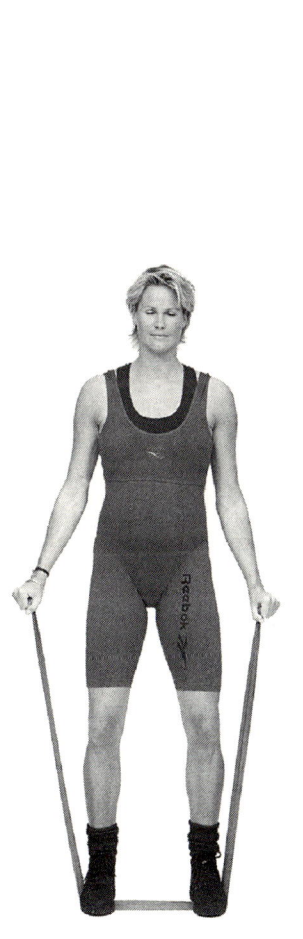

Kräftigung der Rumpfmuskulatur

Im Grätschstand stellen Sie den rechten Fuß auf das Thera-Band. Greifen Sie das Band mit der linken Hand, stemmen Sie die rechte Hand in die Hüfte. Nun ziehen Sie das Thera-Band von der rechten Hüfte diagonal nach oben, bis der linke Arm fast gestreckt ist. Halten Sie die Spannung etwa 8 bis 10 Sekunden, bevor Sie zur Ausgangsposition zurückkehren. Wiederholen Sie die Bewegung 10- bis 15mal. Danach wechseln Sie auf die andere Seite.

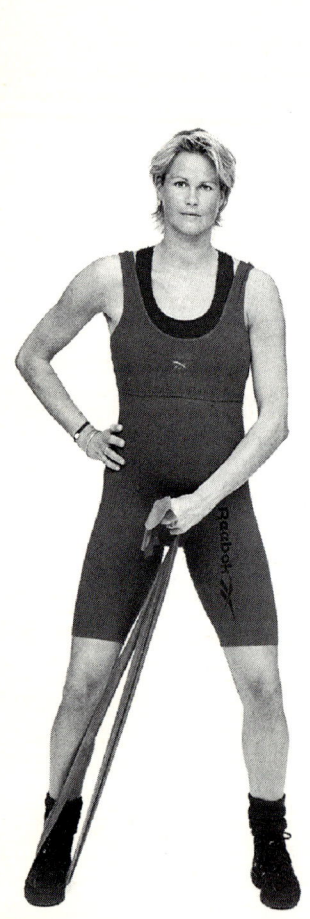
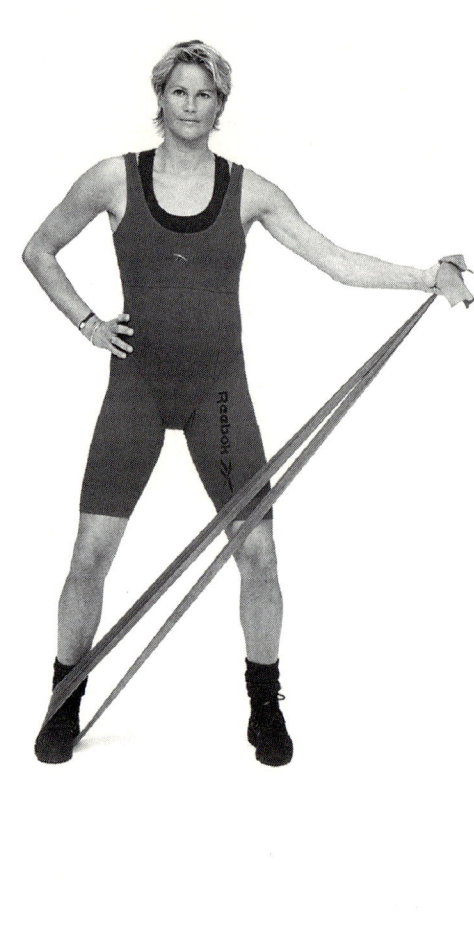

Kräftigung Arme und Rumpfmuskulatur

Verknoten Sie das Band, und stellen Sie sich in leichter Grätschstellung auf das Band. Halten Sie das Band mit beiden Händen in Brusthöhe. Beugen Sie die Knie leicht an, aber achten Sie dabei auf einen aufrechten Rücken! Nun gehen Sie etwas tiefer in die Knie und heben gleichzeitig die Arme etwas an. Die Spannung halten Sie für ca. 10 Sekunden, bevor Sie in die Ausgangsposition zurückgehen. Wiederholen Sie die Übung 10- bis 15mal.

Kräftigung Beine und Beckenboden

Fixieren Sie das Thera-Band in Schrittstellung unter dem hinteren Fuß. Die Hände halten das Band in Bauchnabelhöhe. Ihre Arme bleiben in dieser Position, während das hintere Bein nach vorne hochgezogen und wieder zurückgesetzt wird. Halten Sie das Bein in der angewinkelten Position für acht bis zehn Sekunden, und spannen Sie dabei den Beckenboden fest an. Wiederholen Sie diese Übung 20- bis 25mal auf jeder Seite.

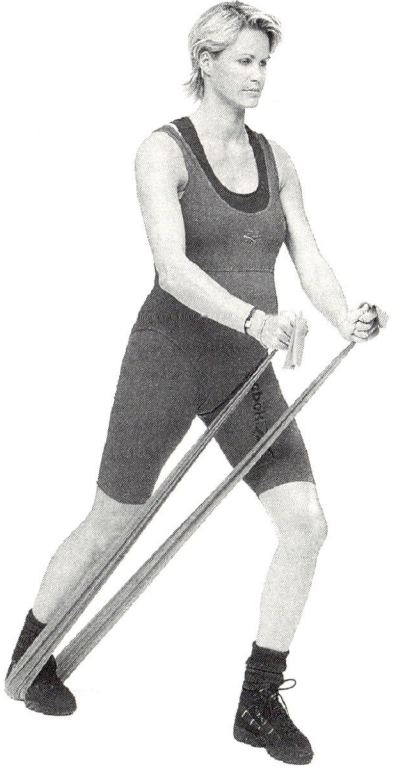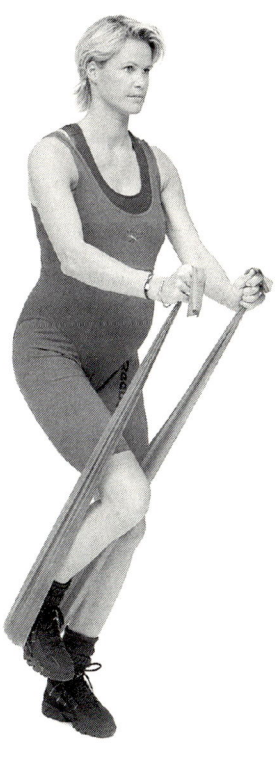

Bauch- und Armmuskulatur

Setzen Sie sich auf den Boden, und legen Sie das Thera-Band um beide Fußsohlen. Nun beugen und strecken Sie die Arme, wobei Sie die Ellenbogen dicht am Körper lassen. Wiederholen Sie diese Übung 15- bis 20mal.

Entspannung

Legen Sie sich entspannt seitlich auf den Boden, und strecken Sie sich zunächst ganz lang. Rollen Sie sich dann ein, und machen Sie sich so klein, wie es geht. Schließen Sie für einen Moment die Augen, und versuchen Sie, die Gedanken wie Wolken an sich vorbeiziehen zu lassen: Sie nehmen Ihre Gedanken wahr, aber Sie halten sie nicht fest.

Üben mit dem Fitnessball

Der Fitnessball gehört zu den beliebtesten Trainingsgeräten in der Schwangerschaft. Seine runde Form besitzt einen hohen Aufforderungscharakter und ermöglicht ein großes Übungsspektrum. Doch nicht nur als Übungsgerät, sondern auch als Sitzmöglichkeit oder zur Unterstützung der Entspannung ist der Fitnessball hervorragend geeignet. Auch in der Geburtsvorbereitung und während der Geburt zur Entspannung wird er immer häufiger benutzt.

Das folgende Programm kann zu jedem Zeitpunkt in der Schwangerschaft begonnen und bis zum letzten Tag durchgeführt werden. Es kräftigt und dehnt die besonders beanspruchten Muskelgruppen.

Eigenschaften des Fitnessballs
- Der Fitnessball ist in verschiedenen Größen erhältlich und sollte der Körpergröße angepaßt sein, insbesondere, wenn er als Sitzgelegenheit benutzt werden soll. Dabei sollte die Kniebeugung beim Sitzen ca. 90 Grad betragen.

  Richtwerte für den Durchmesser des Fitnessballs:

Körpergröße	Durchmesser des Balls
bis 155 cm	55 cm
bis 165 cm	65 cm
ab 175 cm	75 cm

- Um ein Wegrollen des Balls zu verhindern, kann er auf einem Tennisring oder einer speziellen Halterung fixiert werden.
- Beschädigungen durch Hitze oder scharfe und spitze Gegenstände sollten vermieden werden. Ein beschädigter Ball ist unbedingt durch einen neuen Ball zu ersetzen, da er Unfallrisiken birgt.

Hinweise zum Training mit dem Fitnessball
- Machen Sie sich zunächst mit dem Ball vertraut, bevor Sie mit den Übungen beginnen.
- Achten Sie während des Übens auf eine korrekte Körperhaltung – die Wirbelsäule sollte auch bei den hüpfenden Bewegungen immer aufrecht sein.
- Wählen Sie die Belastung immer so, daß Sie während des Übens gleichmäßig atmen können und eine Preßatmung auf jeden Fall vermeiden.

Die Übungen

Warm up
Setzen Sie sich auf den Fitnessball,
die Füße etwas mehr als hüftbreit
auseinander, die Knie ca. 90 Grad
gebeugt. Die Füße haben guten
Kontakt zum Boden, und die
Fersen befinden sich unter den
Knien. Kippen Sie das Becken
nach vorne, damit Sie in einer
ganz aufrechten Position auf dem
Fitnessball sitzen. Nun legen Sie
die Fingerspitzen auf Ihre Schultern und kreisen die Schultern
10mal vorwärts und 15mal rückwärts.

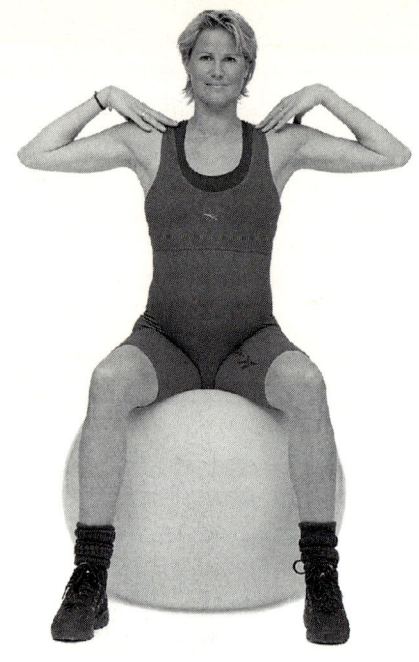

Seitliches Strecken
Nehmen Sie eine Grundposition
wie in der vorherigen Übung ein,
aber stellen Sie die Füße etwas
weiter auseinander. Strecken Sie
nun die Arme abwechselnd nach
rechts und links oben über den
Kopf. Das Gewicht verlagern Sie
sanft von einer Seite auf die andere. Wiederholen Sie 15mal auf
jeder Seite.

Kräftigung der Brustmuskulatur

Nehmen Sie eine Grundposition wie in
der vorherigen Übung ein. Setzen Sie die
Fingerspitzen auf die Schultern auf.
Führen Sie die Ellenbogen im Wechsel
zusammen, und öffnen Sie sie wieder.
Führen Sie 20 Wiederholungen aus.

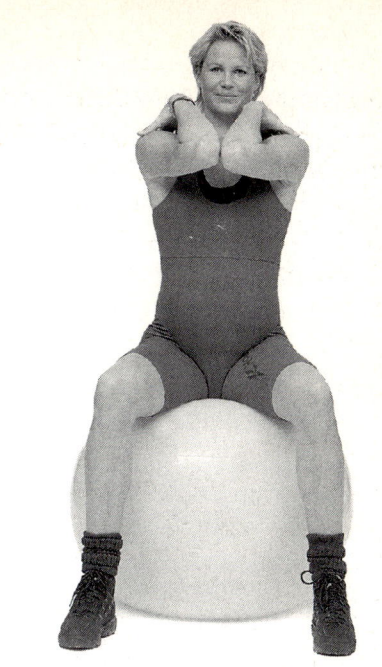

Kräftigung der Arme
mit Kurzhanteln

a. Halten Sie in der Grundposition die
Ellenbogen dicht am Körper. Beugen
und strecken Sie die Unterarme im
Wechsel. Führen Sie 15 bis 20 Wiederholungen aus.

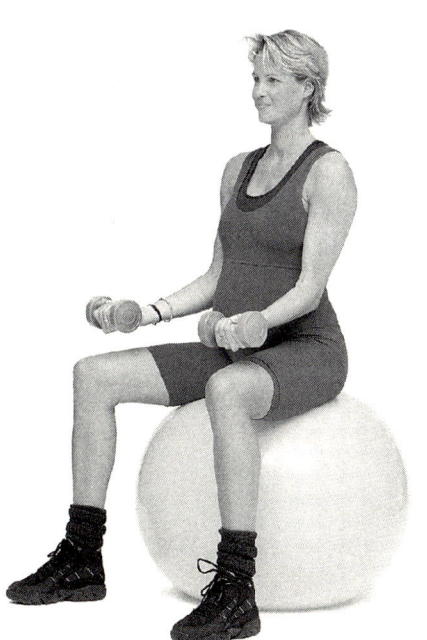

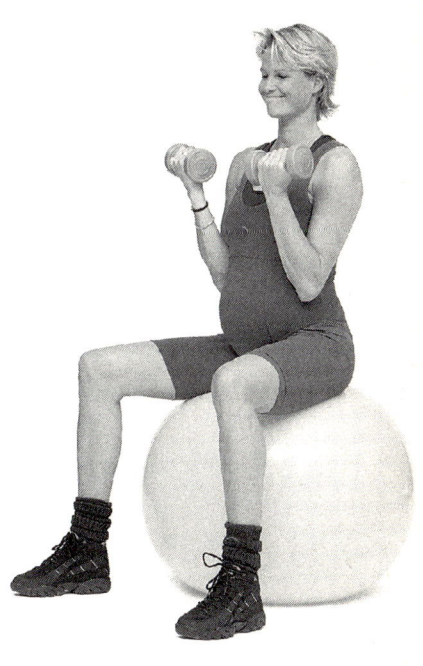

b. Winkeln Sie die Arme vor dem Körper an. Schließen Sie nun die Arme im Wechsel vor der Brust, und öffnen Sie sie wieder. Führen Sie 15 bis 20 Wiederholungen aus.

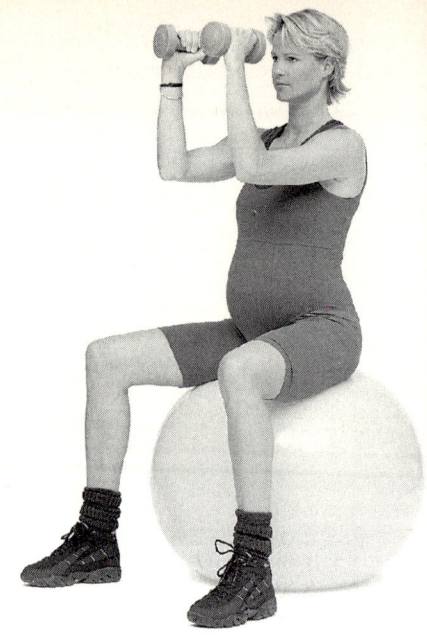

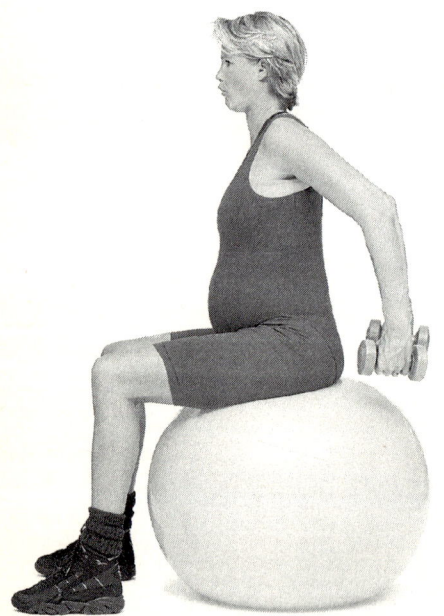

c. Bringen Sie die Arme in leicht gebeugter Haltung im Wechsel vor und hinter den Körper. Achten Sie darauf, daß Sie bei der rückwärtigen Bewegung keine Hohlkreuzposition einnehmen!

Beckenbodenkräftigung

Legen Sie sich auf den Boden, und plazieren Sie Ihre Beine auf dem Fitness-ball. Ziehen Sie nun durch die Beugung der Beine den Fitnessball ganz nah an Ihren Körper heran, und schieben Sie ihn durch die folgende Streckung der Beine wieder vom Körper weg. Versuchen Sie, die Muskulatur des Beckenbodens fest anzuspannen, wenn Sie den Ball dicht heranziehen, und sie wieder locker zu lassen, wenn Sie ihn vom Körper wegschieben.

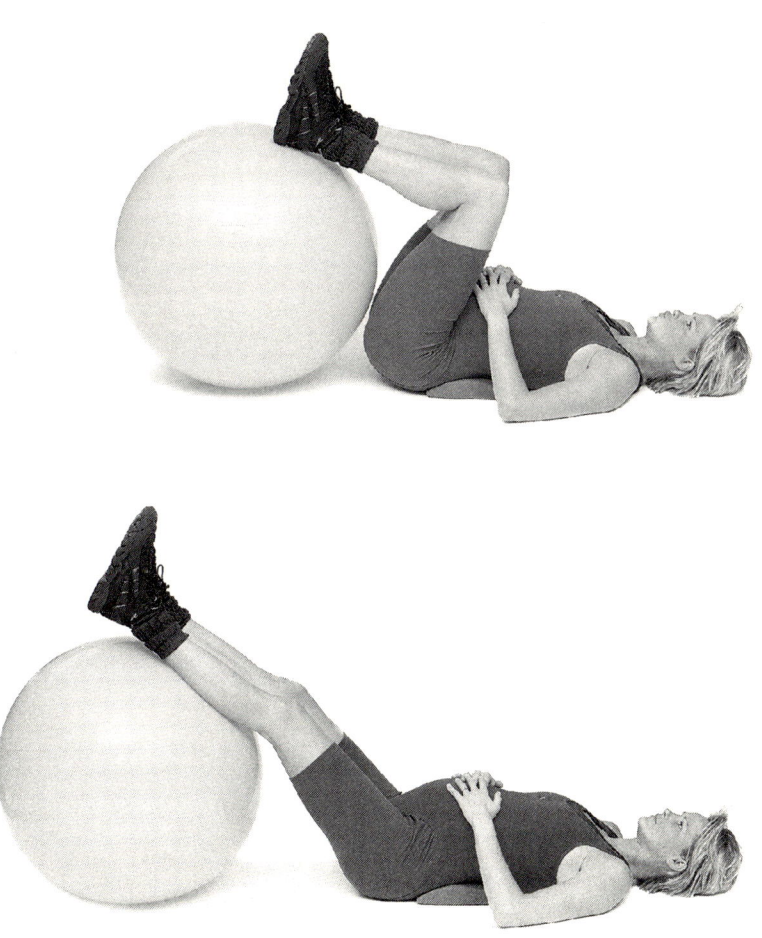

Beckenaufzug

Legen Sie sich mit dem Rücken auf den Boden, und plazieren Sie die leicht gegrätschten Beine angewinkelt auf dem Fitnessball. Nun spannen Sie die Beckenbodenmuskulatur an, und heben Sie das Becken leicht vom Boden ab. Dann senken Sie das Becken wieder sanft auf den Boden. Wiederholen Sie diese Übung 10- bis 15mal.

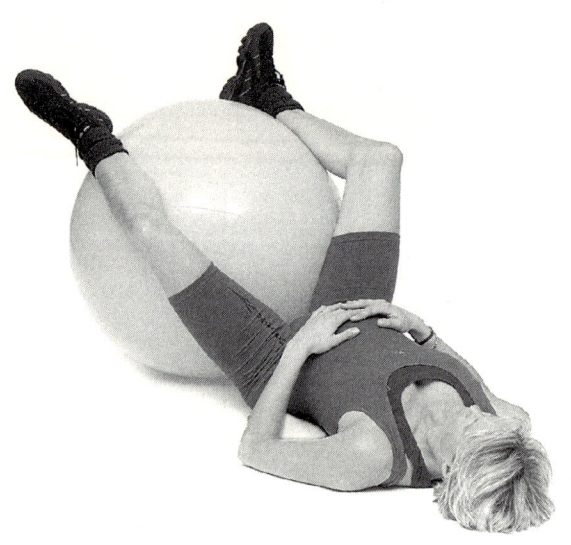

Rücken

Knien Sie sich auf den Boden, und umschließen Sie mit Ihren Armen den Fitnessball. Nun runden Sie Ihren Rücken und spannen gleichzeitig die Beckenbodenmuskulatur an. Dann entspannen Sie wieder. Wiederholen Sie diese Übung 10mal.

Variation: (zur Entspannung) Kreisen Sie in dieser Position das Becken rechts und links herum.

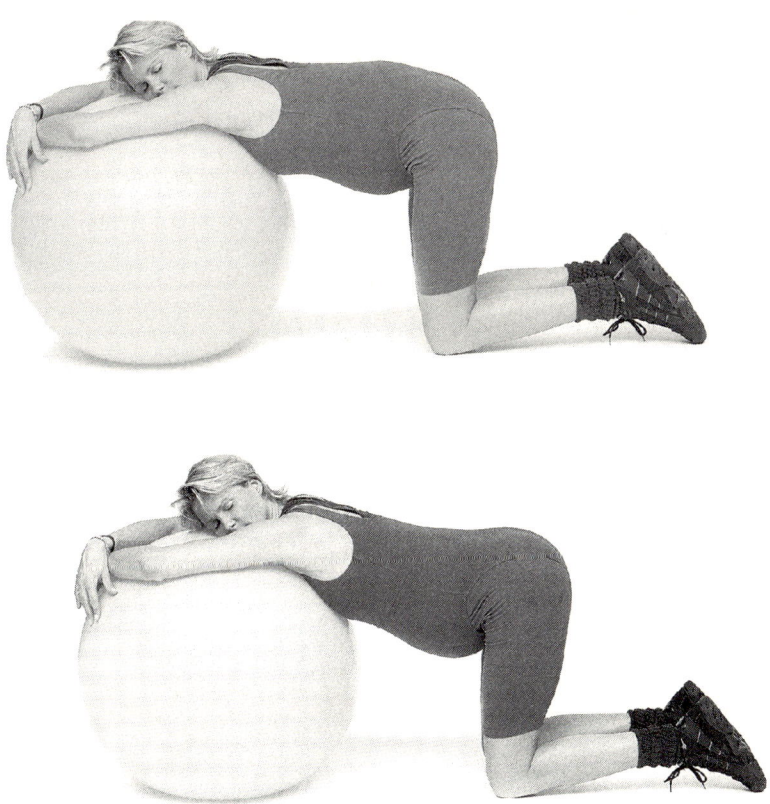

Training im Fitness-Studio

Immer mehr Frauen sind aktive Mitglieder in Fitness-Studios oder betreiben Aerobic, Step Aerobic oder das Training an Kraftgeräten in Vereinen. Mittlerweile ist es auch «normaler» geworden, mit Babybauch zu trainieren. Als ich 1991 zum erstenmal schwanger war und wie selbstverständlich weiterhin aktiv war und selbst Kurse unterrichtete, blickten mir viele irritierte Gesichter entgegen. Mir wurden eine Menge Fragen gestellt, teils bewundernd, aber auch vorwurfsvoll, daß ich mir ein T-Shirt besorgte mit dem Aufdruck: «Ich bin schwanger, aber o. k!» Für mich war es selbstverständlich, meinen Sport dosiert und kontrolliert weiterzumachen, solange es die Schwangerschaft erlauben würde. Während eines fünfjährigen USA-Aufenthaltes hatte ich viele schwangere Frauen sportlich aktiv gesehen.

Gerade im Fitness-Studio ist es möglich, sehr kontrolliert zu trainieren. Die Ausdauergeräte wie Laufbänder, Fahrradergometer und Stairmaster sind zumeist mit Herzfrequenzmessern ausgestattet, so daß Sie die Intensität und Dauer der Belastung genau beobachten und einstellen können.

Das Training an den Geräten läßt sich ebenfalls sehr gut dosieren. Die individuelle Betreuung eines Trainers, der sich mit den Besonderheiten der Schwangerschaft auskennt, sollte selbstverständlich sein.

Generell gilt es, die Gewichte an den Geräten zu reduzieren und mit höchstens 30 bis 40 Prozent der maximalen Kraft zu arbeiten. Trainieren Sie niemals mit schweren Gewichten, der Druck im Bauchraum wird ungünstig erhöht, und die Versorgung des Fetus kann so gestört werden. Vermieden werden sollten alle Übungen, bei denen die gerade Bauchmuskulatur besonders beansprucht wird und bei denen starke Verwringungen des Körpers erforderlich sind. Für Schwangere mit erhöhtem Blutdruck ist ein Training an den Kraftgeräten nur in Absprache mit dem Arzt möglich, da sich der Blutdruck durch das Krafttraining erhöht.

Kurse eignen sich je nach Vorerfahrung und Fitnesslevel. Entscheidend ist das eigene Befinden. Bis auf High-Impact-Aerobic können alle Kurse besucht werden. Oft ist die Schwangerschaft die Zeit, in der selbst High-Impact- oder Funky-Freaks einen Rückenfitnesskurs ausprobieren und Spaß dabei haben. Sich auf etwas langsame Bewegungen einzulassen bedeutet oft eine Herausforderung mit überraschend positiven Ergebnissen.

Auch Anfänger können den Schritt in ein Fitness-Studio wagen, jedoch nur unter professioneller individueller Anleitung.

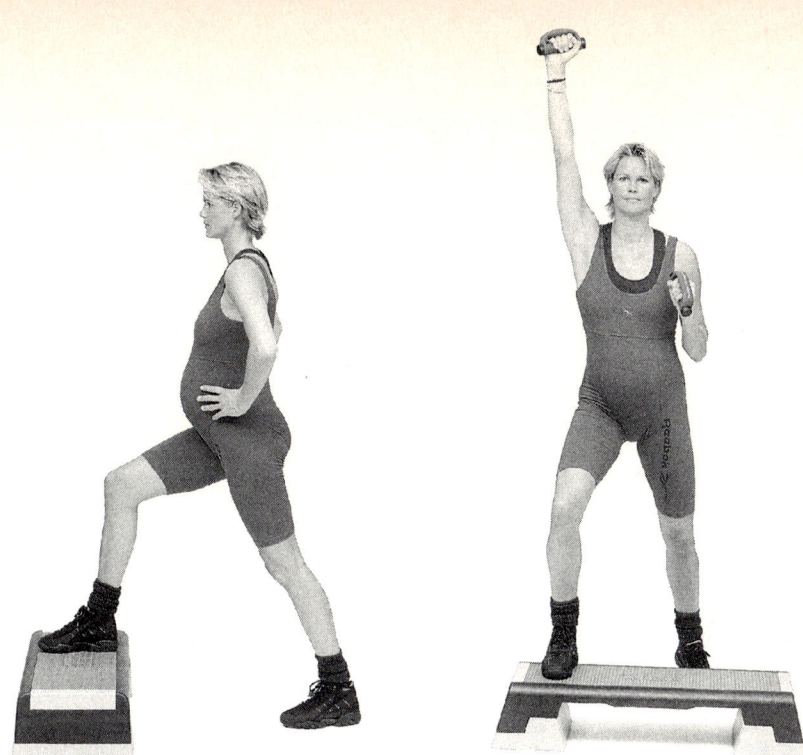

Hinweise zum Training im Fitness-Studio

- Starten Sie kein Training ohne Erwärmung.
- Belasten Sie sich niemals völlig aus (Herzfrequenz 140).
- Vermeiden Sie Sprünge und Verwringungen.
- Trainieren Sie nicht die gerade Bauchmuskulatur.
- Führen Sie Krafttraining nur nach Anweisung des Trainers aus.
- Achten Sie auf eine korrekte Bewegungsausführung.
- Vermeiden Sie spätestens ab der 25. Schwangerschaftswoche Übungen in Rückenlage. Die Hohlvene kann leicht abgedrückt werden, was zu Schwindel, Übelkeit, Preßatmung und Blutstauungen führen kann.
- Hören Sie immer auf Ihren Körper. Ein Leistungsabfall von 10 bis 20 Prozent ist normal.
- Sorgen Sie für ausreichende Flüssigkeitszufuhr, trinken Sie auch während des Trainings.
- Tragen Sie komfortable, sauerstoffdurchlässige Trainingskleidung.
- Dehnen Sie vor und nach jedem Training ausgiebig die belasteten Muskelgruppen.

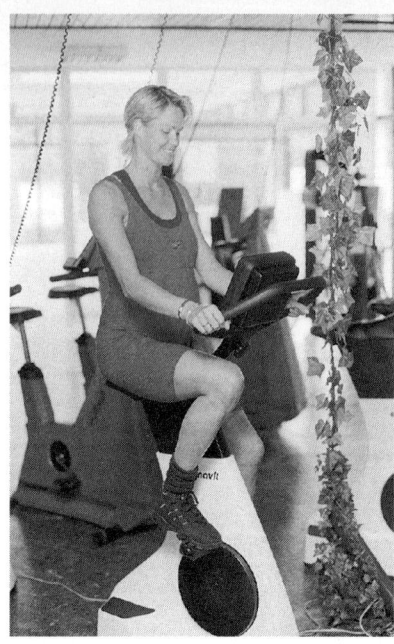
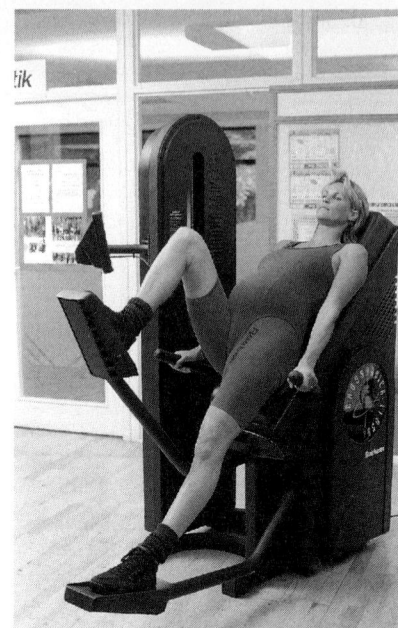

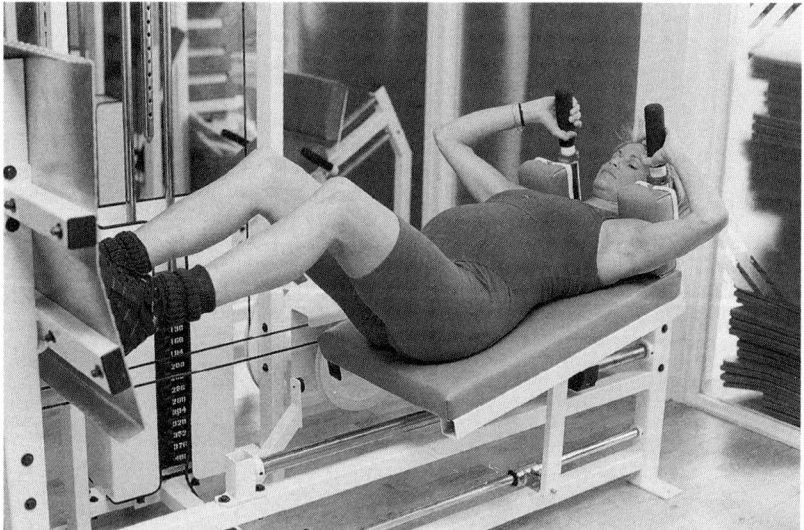

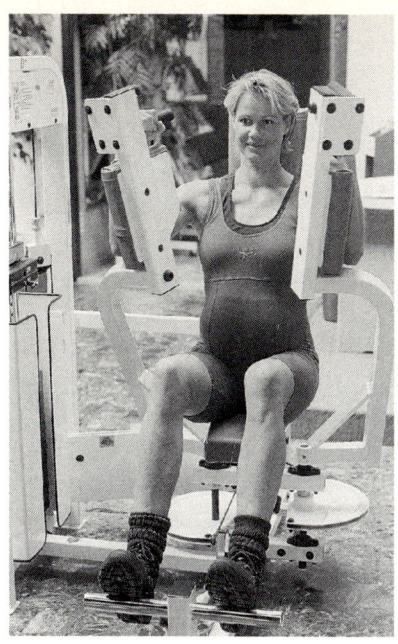

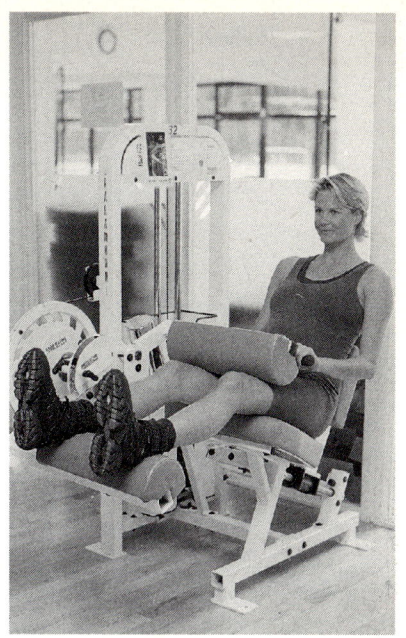

Ausdauertraining läßt sich im
Studio gut dosieren
Krafttraining für die Beine
Krafttraining für die Arme
Krafttraining für den Rücken

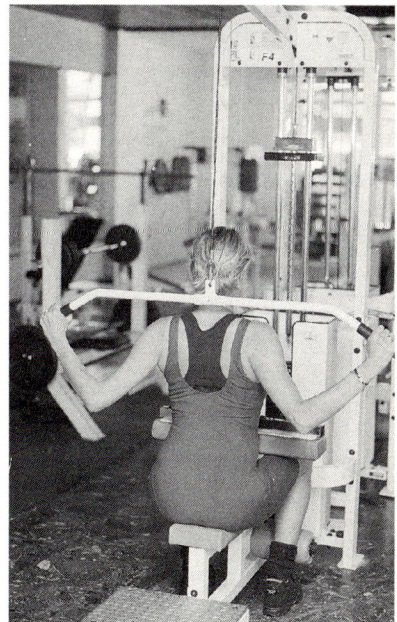

Üben mit dem Partner

Für den werdenden Vater ist die Zeit der Schwangerschaft eine aufregende Zeit mit Höhen und Tiefen. Freude mischt sich mit Ängsten, Stolz mit Unsicherheit. «Wie wird es sein, ein Kind zu haben? Wie wird sich meine Partnerin verändern? Was passiert mit unserem gewohnten Alltag?» Der Vater ist sehr besorgt um das Wohlergehen des Babys im Bauch der Mutter und macht sich Gedanken, wie er seine Partnerin unterstützen kann.

Die gemeinsame Geburtsvorbereitung ist heute für die meisten Paare selbstverständlich. Viele Krankenhäuser, Hebammen und Geburtsvorbereiterinnen bieten Kurse für Paare an. Das Wissen, welche Gefühlsschwankungen und körperlichen Veränderungen in der Schwangerschaft «normal» sind und wie man gemeinsam damit umgehen kann, nimmt die Unsicherheit und steigert die Vorfreude auf das gemeinsame Baby.

Warum nicht auch gemeinsam den Lebensstil etwas gesünder gestalten? Eine vielseitige Ernährung und ausreichende Bewegung und Erholung tut der gesamten werdenden Familie gut! Das folgende Übungsprogramm lockert, entspannt und stärkt wichtige Muskelgruppen. Gehen Sie mit diesem Programm spielerisch um, probieren Sie die Übungen aus und variieren Sie sie nach Belieben.

Gemeinsame Kraft

Stellen Sie sich in Schrittstellung gegenüber, strecken Sie die Arme aus, und halten Sie die Handflächen in Brusthöhe aneinander. Drücken Sie nun abwechselnd die Hände sanft gegeneinander, und drehen Sie dabei leicht die Oberkörper. Führen Sie 10 bis 15 Wiederholungen aus.

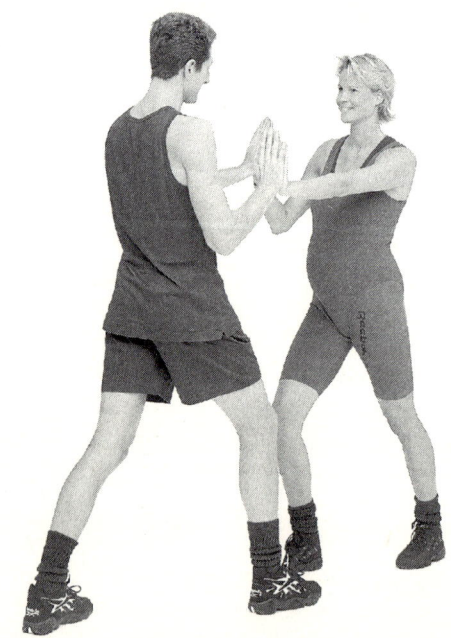

In die Hocke gehen

Fassen Sie mit ausgestreckten Armen die Hände. Gehen Sie vorsichtig in die Hocke. Die Beine werden maximal um 90 Grad gebeugt. Kommen Sie langsam wieder hoch, und gehen Sie dann wieder in die Hocke. Führen Sie 5 bis 10 Wiederholungen aus.

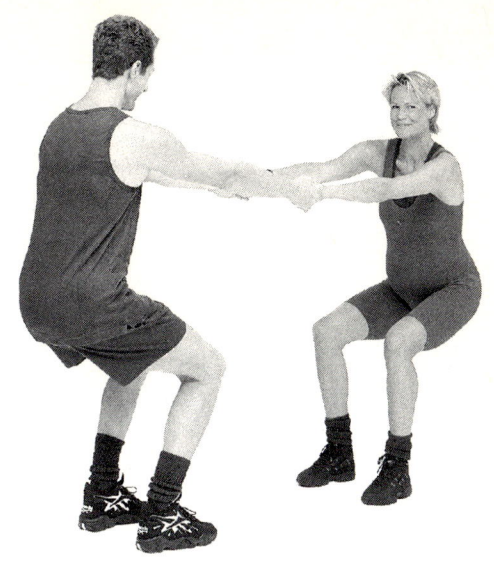

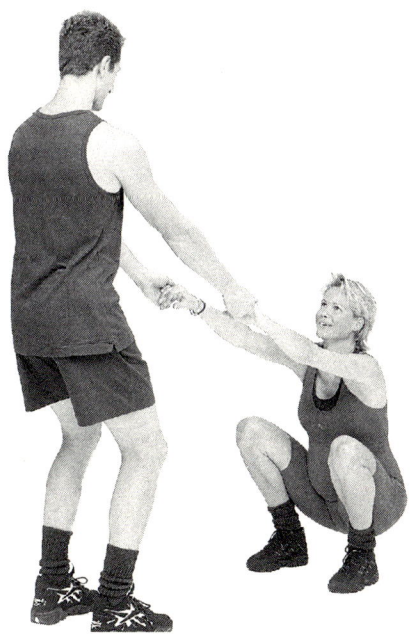

Variation: Der Partner hält, und die Schwangere geht so tief wie möglich in die Hocke. Ihre Beine sind leicht geöffnet.

Armkraft

Stehen Sie sich mit ausgestreckten Armen gegenüber. Die Hände des Mannes fassen außen an den Ellenbogen der Frau, die Hände der Frau fassen innen an die Oberarme des Mannes. Nun üben Sie sanften Druck aus, der Mann von außen nach innen, die Frau von innen nach außen. Halten Sie die Spannung etwa 8 bis 10 Sekunden, und atmen Sie dabei weiter. Nach 3 Wiederholungen wechseln Sie: die Frau greift von außen und der Mann von innen.

Rücken an Rücken

Stellen Sie sich Rücken an Rücken mit ca. 50 Zentimeter Abstand auf, und heben Sie die Arme in Schulterhöhe an. Drehen Sie beide zunächst den Oberkörper nach links, und berühren Sie gegenseitig Ihre Handinnenflächen. Dann drehen Sie beide nach rechts und berühren dort Ihre Handinnenflächen. Wiederholen Sie die Übung auf jeder Seite 10mal.

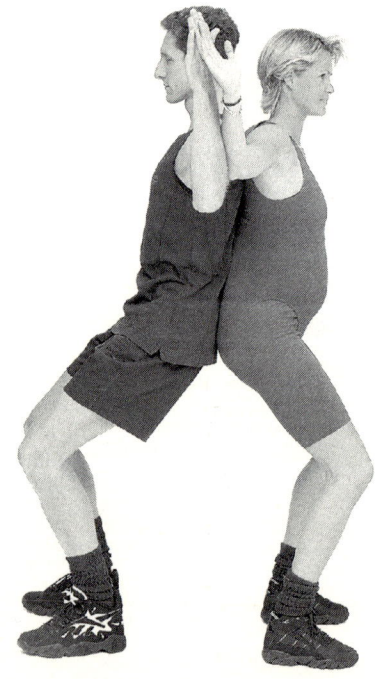

Kontakt

Stehen Sie ganz eng Rücken an Rücken, die Knie leicht gebeugt, die Arme angewinkelt. Ihre Handrücken berühren sich. Nun versuchen Sie die Wirbelsäulen ganz dicht zusammenzubringen. Üben Sie sanften Druck aus, beugen Sie langsam etwas mehr die Knie, und kommen Sie wieder in die Ausgangsposition zurück. Dabei sollen Sie den Kontakt zwischen den Wirbelsäulen nie verlieren. Wiederholen Sie die Übung 10- bis 15mal.

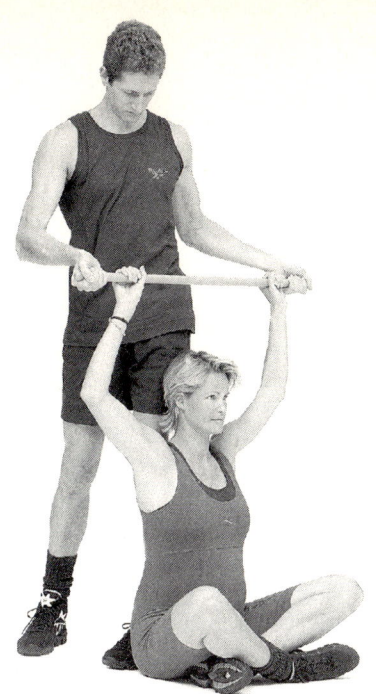

Kräftigung der Arme und Streckung des Rückens mit Stab

Die Frau setzt sich mit einem Stab in beiden Händen auf den Boden, der Mann stellt sich hinter die Frau und positioniert ein Bein ganz nah dicht an der Wirbelsäule der Frau. Mit den Händen greift er den Stab und zieht ihn ganz leicht nach oben. Die Frau zieht den Stab gegen den sanften Widerstand des Mannes wieder hinunter. Bewegen Sie den Stab behutsam 10- bis 15mal auf und ab. Sie können anstelle des Stabes auch ein Handtuch benutzen.

Variation: Aus derselben Ausgangsposition dreht die Frau den Oberkörper vorsichtig im Wechsel von rechts nach links. Der Mann zieht den Stab ganz leicht nach oben.

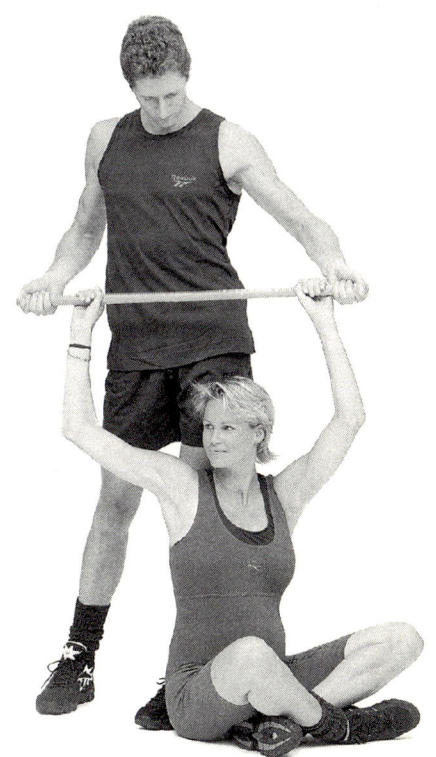

Gemeinsames Stretching

Auf dem Boden gegenübersitzend grätschen Sie die Beine weit. Ihre linken Arme sind ausgestreckt, die Hände fassen sich an, Ihre rechten Arme werden über den Kopf nach oben gestreckt und ein wenig nach links gedehnt. Die Dehnung halten Sie ca. 8 bis 10 Sekunden, dann gehen Sie langsam aus der Position heraus. Führen Sie 3 bis 5 Wiederholungen aus, bevor Sie auf die andere Seite wechseln.

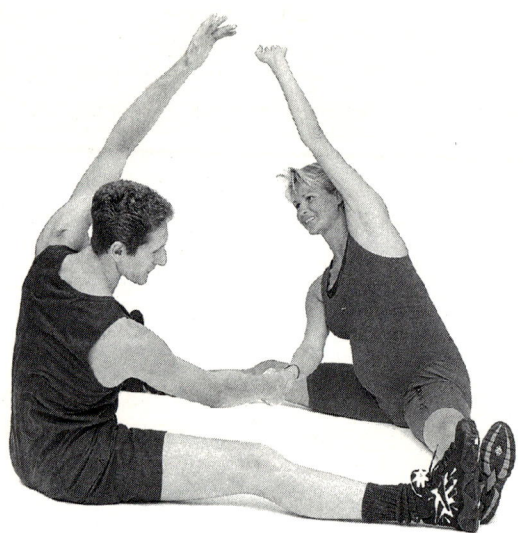

Entspannung

Setzen Sie sich Rücken an Rücken auf den Boden. Legen Sie den Kopf auf der Schulter des Partners ab, und schließen Sie die Augen. Lenken Sie die Aufmerksamkeit nach innen, und entspannen Sie sich.

Schaukeln

Die Frau setzt sich auf den Boden in die geöffneten Beine des Mannes. Der Mann umschließt mit seinen Händen den Bauch der Frau, die sich an den Körper ihres Partners lehnt. Gemeinsam schaukeln Sie sanft hin und her. Dies ist eine wunderbare Übung, um gemeinsam Kontakt mit dem Baby aufzunehmen und zu entspannen.

Entspannung

Die Zeit der Schwangerschaft ist von vielen Veränderungen geprägt, die zu Unsicherheiten und Ängsten und damit zu negativem Streß führen können. Kaum eine Frau wird im Verlauf der Schwangerschaft nicht auch einmal von trüben Gedanken geplagt. «Wird mein Baby gesund sein? Wie werde ich die Schmerzen der Geburt überstehen? Bin ich für den Wechsel in meinem Leben wirklich bereit?» All diese Fragen sind verständlich und normal. Gezielte Entspannung kann helfen, ihnen gelassener gegenüberzutreten.

Ganz besonders groß ist die Empfindsamkeit der werdenden Mütter und oft auch der Väter. Worte werden viel häufiger auf «die Goldwaage» gelegt, und in alltäglichen Situationen wird heftiger reagiert als gewohnt. Diese besondere Sensibilität kann auch als eine Art Schutzmechanismus betrachtet werden, um zu verdeutlichen, wo die Belastungen zu groß werden und wo es gilt, Prioritäten zu setzen. Das Baby erlebt den Streß der Mutter sehr genau mit, was sich durch seine körperlichen Reaktionen, z. B. einen erhöhten Pulsschlag, feststellen läßt.

Als Streß ist dabei die Summe aller negativ empfundenen Situationen zu verstehen. Was der eine als schön und anregend empfindet, ist für den anderen unangenehm oder fürchterlich. Damit wird deutlich, wie subjektiv und individuell das Phänomen Streß ist. Die eine Schwangere kann es gar nicht abwarten, daß ihr Bauch wächst, für die andere ist es ein echtes Problem, immer fülliger zu werden. Während sich das eine Paar riesig auf die Ankunft des Babys freut, plagt das andere Sorgen, weil es vielleicht nicht weiß, wie es alles finanziell regeln soll.

Streß wirkt immer auf den ganzen Menschen. Wer gestreßt ist, zeigt das auf der körperlichen Ebene z. B. durch einen erhöhten Pulsschlag, nasse Hände, ein rotes oder blasses Gesicht, auf der psychischen Ebene z. B. durch Nervosität oder Rückzug, durch Niedergeschlagenheit oder Überdrehtheit. Auf der geistigen Ebene werden die Gedanken immer wieder um den «Stressor» kreisen.

Streß bedeutet immer Spannung bis hin zu Verspannung der gesamten Muskulatur. Im entspannten Zustand sieht das ganz anders aus, das Herz schlägt gleichmäßig und ruhig, die Gefühlslage ist ausgeglichen, und die Gedanken sind positiv. Entspannung und Streß schließen sich gegenseitig aus.

Der erste Schritt zur Entspannung ist die Bewußtheit. Es gilt, sich genau deutlich zu machen, wo die individuellen Stressoren liegen. Der zweite

Schritt ist die Beantwortung der Frage, ob und wie etwas daran geändert werden kann. Manchmal ist es sehr leicht, den Alltag weniger streßreich zu gestalten. Jetzt können Sie herangehen und Lösungen finden. Die entscheidende Frage ist immer: Wie nehme ich eine Situation wahr, und wie reagiere ich darauf? Denn: **Streß ist nicht das, was mit Ihnen passiert, sondern das, was Sie daraus machen.**

Meine persönlichen Stressoren	Abbau möglich	unvermeidbar

Meine persönlichen Stressoren

Sie können dem Streß vorbeugen, indem Sie Ihren Alltag mit ausreichenden Erholungsphasen ausstatten und lernen, sogenannte «lohnende Pausen» einzulegen. Eine «lohnende Pause» kann ein Spaziergang sein, das Hören von Musik, das Kochen eines Lieblingsgerichtes, Jogging, Yoga oder autogenes Training – das Ziel bleibt immer gleich: **Abstand gewinnen, den Kopf frei bekommen und einen Zustand der Ruhe und des «Innehaltens» erreichen.**

In der Entspannungsphase reduziert der Organismus alle physiologischen Vorgänge. Die Atmung wird ruhiger und tiefer, die Herzfrequenz wird reguliert, und die Haut wird gut durchblutet. Was für den Organismus der Mutter gilt, hat in gleichem Maße Auswirkungen auf das Baby: **Entspannung bedeutet Erholung und Regeneration.**

Ein regelmäßiges Entspannungstraining erreicht:
- Körperliches und seelisches Wohlbefinden über den Zeitpunkt des Übens hinaus
- Entspannteres Reagieren auf Streßsituationen
- Schnellere Regeneration nach Belastungen
- Normalisierung der Verdauungsvorgänge
- Ruhigen, erholsamen Schlaf ohne Störungen
- Regulation des Blutdrucks und der Herz-Kreislauf-Werte
- Stärkung des Selbstvertrauens in die eigenen Kräfte
- Bessere Körperwahrnehmung

Nicht jede Entspannungstechnik ist für jeden Menschen gleich gut geeignet, und so sollten Sie sich die passende Form der Entspannung sorgfältig aussuchen. Dabei geht es nicht nur um das Erlernen einer Technik, sondern vor allem um die Steigerung des Bewußtseins für die Zusammenhänge von Psyche und Körper. Es gibt eine Vielzahl von Möglichkeiten, sich zu entspannen. Yoga und Qi Gong, Eutonie oder Zilgrei sind Beispiele für wunderbare Formen der Entspannung in der Schwangerschaft. Allerdings empfiehlt sich hier die Anleitung durch professionelle Trainer und ein kontinuierliches Training. In vielen Städten gibt es mittlerweile spezielle Entspannungskurse für Schwangere.

Aus der Menge der Entspannungstechniken möchte ich Ihnen hier drei vorstellen, die sich in der Schwangerschaft besonders bewährt haben und vor allem schnell selbst zu erlernen sind:
- Progressive Muskelrelaxation
- Visualisieren
- Aktive Entspannung durch Dehnung

Progressive Muskelrelaxation

Der Wissenschaftler Edmund Jacobson stellte in den dreißiger Jahren fest, daß psychische Spannungen auch den Körper verspannen. Bei Streß verkrampfen die Muskeln, vor allem im Schulterbereich, in den Kiefern und im Rücken. Jacobson schloß aus dieser Tatsache, daß durch eine gezielte Entspannung der Muskulatur auch die Psyche entlastet werden kann. Er entwickelte die «Progressive Muskelrelaxation» (PMR), ein Programm, mit dem man in Minutenschnelle entspannter wird.

Das Grundprinzip: Die Muskulatur wird gezielt verstärkt angespannt, um die Spannung bewußter zu machen. Anschließend löst sich diese Spannung, und die Entspannung beginnt.

Führen Sie das folgende Programm zunächst einige Male ganz durch. Sie können sich die Übungen auf eine Kassette sprechen, damit Sie nicht ständig durch das Lesen der nächsten Übung unterbrochen werden. Wenn Sie etwas Routine erlangt haben, können Sie einzelne Übungen auswählen und zur lokalen Entspannung isoliert einsetzen.

Das Programm kann in liegender oder sitzender Position durchgeführt werden. Halten Sie die Anspannung bei jeder Übung etwa 5 bis 10 Sekunden, bevor Sie sie bewußt lösen. Jede Übung wird 2- bis 4mal wiederholt.

Übungsfolge

1. Schließen Sie die Augen, und richten Sie Ihren Blick nach innen. Konzentrieren Sie sich ganz auf Ihren Körper. Atmen Sie ganz ruhig. Die Unterarme liegen locker auf den Oberschenkeln. Tasten Sie Ihren Körper in Gedanken ab, die Hände, die Arme, die Schultern, das Gesicht, den Bauch, die Beine, die Füße. Fühlen Sie das Baby in Ihrem Bauch.

2. Konzentrieren Sie sich nun ganz auf Ihre Hände. Ballen Sie beide Hände zur Faust. Halten Sie die Anspannung für 5 bis 10 Sekunden. Lösen Sie dann die Spannung, und öffnen Sie die Faust. Achten Sie auf den Wechsel von Anspannung und Entspannung. Wie fühlt sich die Entspannung an?

3. Die Hände liegen mit dem Handrücken locker auf den Oberschenkeln. Ziehen Sie nun beide Handflächen an den Unterarm. Erspüren Sie dabei die Anspannung im Handgelenk und im Unterarm. Halten Sie die Spannung. Nach 5 bis 10 Sekunden lassen Sie den Handrücken locker auf die Oberschenkel fallen.

4. Drücken Sie beide Unterarme fest an die Oberarme. Konzentrieren Sie sich nur auf die Anspannung im Oberarm. Halten Sie die Spannung für 5 bis 10 Sekunden, und lassen Sie dann die Unterarme locker auf die Oberschenkel zurückfallen.

5. Nun konzentrieren Sie sich ganz auf den Schultergürtel. Ziehen Sie die Schulterblätter nach hinten unten. Versuchen Sie, die Schulterblätter zusammenzubringen. Nach 5 bis 10 Sekunden lassen Sie los.

6. Ziehen Sie beide Schultern nach vorne. Erspüren Sie die Brustmuskulatur und die Muskulatur im Schultergürtel. Halten Sie die Spannung wieder für 5 bis 10 Sekunden, bevor Sie sie ganz auflösen. Die Schultern fallen wieder nach hinten, und die Unterarme liegen locker auf den Oberschenkeln auf.

7. Ziehen Sie beide Schultern zu den Ohren. Halten Sie den Kopf dabei aufrecht. Achten Sie auf die Anspannung der oberen Schulterpartie. Halten Sie die Spannung für 5 bis 10 Sekunden, bevor Sie sie auflösen.

8. Konzentrieren Sie sich jetzt auf Ihr Gesicht. Pressen Sie die Lippen fest aufeinander. Ziehen Sie dabei die Mundwinkel nach außen. Halten Sie die Spannung 5 bis 10 Sekunden, und lassen Sie dann ganz los. Bemerken Sie die Entspannung in der unteren Gesichtshälfte?

9. Ziehen Sie die Augenbrauen zusammen. Halten Sie die Spannung für 5 bis 10 Sekunden, und lassen Sie dann Stirn und Augenbrauen ganz los. Achten Sie auf die Entspannung, die sich von der Stirnmitte zur Seite ausbreitet.

10. Pressen Sie nun beide Augen fest zusammen. Halten Sie die Spannung für 5 bis 10 Sekunden. Lockern Sie die Anspannung, und öffnen Sie die Augen ganz langsam. Achten Sie auf die Entspannung, die von der Gesichtsmitte nach außen läuft.

11. Drücken Sie die Fußballen fest auf den Boden, und ziehen Sie die Fersen so weit es geht nach oben. Halten Sie die Spannung für 5 bis 10 Sekunden, und lassen Sie dann los.

12. Schieben Sie die Füße etwas nach vorne, und drücken Sie nun die Fersen fest in den Boden. Ziehen Sie gleichzeitig die Zehen weit nach oben. Halten Sie die Spannung für 5 bis 10 Sekunden, und lösen Sie sie dann auf.

13. Nun versuchen Sie, den ganzen Körper anzuspannen. Setzen Sie sich aufrecht hin, drücken Sie die Knie aneinander, und heben Sie die Oberschenkel vom Sitz. Ziehen Sie die Zehen nach oben, und pressen Sie alle Muskeln in Ihrem Gesicht fest zusammen. Drücken Sie Ihre Unterarme mit geballten Fäusten an die Oberarme. Halten Sie diese Körperspannung 5 bis 10 Sekunden, und lassen Sie dann ganz bewußt los.

Spüren Sie nach, wie sich die Entspannung in Ihrem Körper ausbreitet. Wie fühlen Sie sich? Wandern Sie nochmals durch Ihren ganzen Körper, von den Zehen bis zu den Haarspitzen, und beobachten Sie, wie sich Ihr Körper jetzt anfühlt.

Visualisieren

Durch die eigene Vorstellungskraft können Sie sich herrlich entspannen. Bilder vor unserem inneren und äußeren Auge können seelische und körperliche Verkrampfungen und Verspannungen lösen. Wenn wir herausfinden, welche Bilder uns erfreuen, können wir schnell Abstand vom Alltag finden und in einen Zustand der Ruhe gelangen.

Durch Visualisieren können wir aber auch Kräfte für ein ganz bestimmtes Ziel aktivieren. Viele Leistungssportler machen sich dies zunutze, um sich optimal auf den Wettkampf vorzubereiten. Sie stellen sich den Bewegungsablauf und das angestrebte Ziel immer wieder und in jedem einzelnen Schritt vor.

Die schwangere Frau kann sich durch das Visualisieren der bevorstehenden Geburt innerlich auf dieses große Ereignis einstellen. Sie gewinnt Sicherheit und Vertrauen, indem sie sich den Geburtsverlauf in einer entspannten Situation immer wieder vorstellt.

Zunächst ist es leichter, eine Visualisierungsübung unter Anleitung durchzuführen. Später können eigene Bilder entwickelt werden.

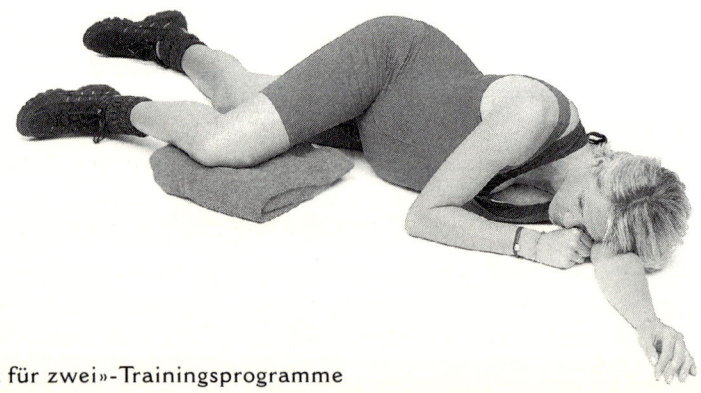

Angeleitete Visualisierung 1

Nehmen Sie eine bequeme Position im Sitzen oder Liegen ein.

Konzentrieren Sie sich nun auf Ihre Atmung. Lassen Sie den Atem kommen und gehen. Spüren Sie, wie der Atem in Sie hinein- und wieder hinausströmt.

Stellen Sie sich vor, Ihr Atem sei ein sanfter, goldener Lichtstrahl, und diesen Lichtstrahl schicken Sie zu Ihrem Baby.

Stellen Sie sich vor, wie dieser Lichtstrahl Ihren Bauch erfüllt und Ihren Körper und den Körper des Babys sanft durchströmt.

Spüren Sie, wie der Lichtstrahl von Ihrem Gesicht hinuntergleitet zu den Armen, dem Rücken, dem Bauch und den Beinen. Alle Körperteile werden erhellt und fühlen sich warm und entspannt an.

Sie sind entspannt. Ganz ruhig und entspannt.

Stellen Sie sich nun vor, Sie könnten in Ihren Bauch hineinschauen und Ihr Baby betrachten. Sehen Sie, wie es sich wohlig in Ihrem Bauch eingekuschelt hat. Es geht dem Baby gut, es ist gesund, es ist glücklich.

Sagen Sie Ihrem Baby, wie sehr Sie sich freuen, es bald in den Armen zu wiegen.

Sie sind gelöst und entspannt. Alles ist gut.

Angeleitete Visualisierung 2

Wenn nicht soviel Zeit zur Verfügung steht, können Sie auch Kurzformen der Visualisierung benutzen. Setzen Sie sich aufrecht auf einen Stuhl. Sie können sich ruhig anlehnen, wenn Sie die Wirbelsäule trotzdem aufrecht halten können.

Legen Sie Ihre Hände auf Ihren Bauch.

Schließen Sie Ihre Augen, und richten Sie den Blick nach innen.

Spüren Sie, wie Sie ruhig und gleichmäßig atmen. Lassen Sie dem Atem Zeit, in Ruhe zu kommen und wieder zu gehen.

Richten Sie Ihre Aufmerksamkeit nun auf Ihren Unterbauch, und stellen Sie sich dort eine Kugel vor, die sich langsam füllt. Sie füllt sich mit Licht oder mit flüssigem Gold. Sie füllt sich mit allem, was für Sie angenehm und schön ist.

Stellen Sie sich nun vor, wie diese Kugel in Ihrem Bauch sanft pendelt und ganz allmählich zur Ruhe kommt.

Sie sind gelassen, ruhig und ganz entspannt.

Aktive Entspannung durch Dehnung

Die Dehnungsgymnastik ist eine Form der aktiven Entspannung. Verspannte Muskeln werden gezielt gedehnt, um sie zu lockern. Die langsame Bewegungsausführung und die bewußte Wahrnehmung der Muskulatur erleichtern es, den Zustand der Entspannung ganzheitlich, also auch mental und emotional, zu erreichen.

Übung 1

Setzen Sie sich im Schneidersitz auf den Boden, gegebenenfalls mit einem Kissen unter dem Gesäß.
Drücken Sie die Handflächen gegeneinander, und halten Sie die Arme in Brusthöhe. Nun drücken Sie mit den Beinen die Ellenbogen zusammen. Spannen Sie die Muskulatur für ca. 8 bis 10 Sekunden fest an, und lassen Sie danach locker.
Führen Sie 3 bis 5 Wiederholungen durch.

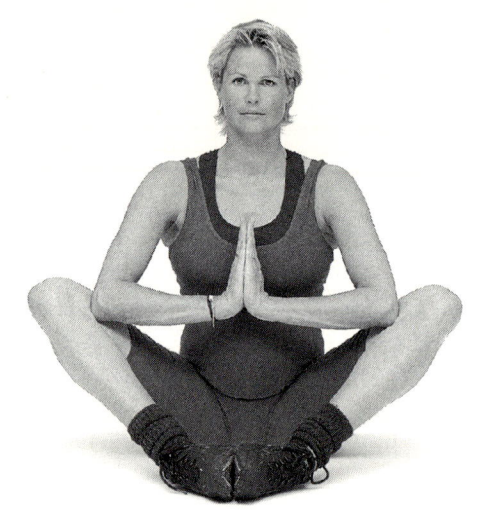

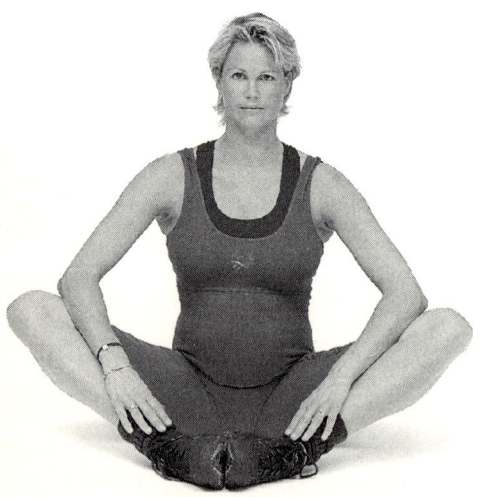

Übung 2

Im Schneidersitz fassen Ihre Hände von innen an die Fußgelenke. Die Oberschenkel werden durch den sanften Druck der Unterarme in Richtung Boden gedrückt. Halten Sie die Spannung ca. 8 bis 10 Sekunden, bevor Sie wieder lockern. Führen Sie 3 bis 5 Wiederholungen aus.

Übung 3

Im langgestreckten Sitz winkeln Sie das rechte Bein an und stellen es in Höhe des Knies über das linke Bein. Umschließen Sie das angewinkelte Bein mit dem linken Arm, und drehen Sie den Körper etwas in die Richtung des angewinkelten Beines. Halten Sie die Dehnung für 8 bis 10 Sekunden, bevor Sie auf die andere Seite wechseln. Dehnen Sie jede Seite 3mal.

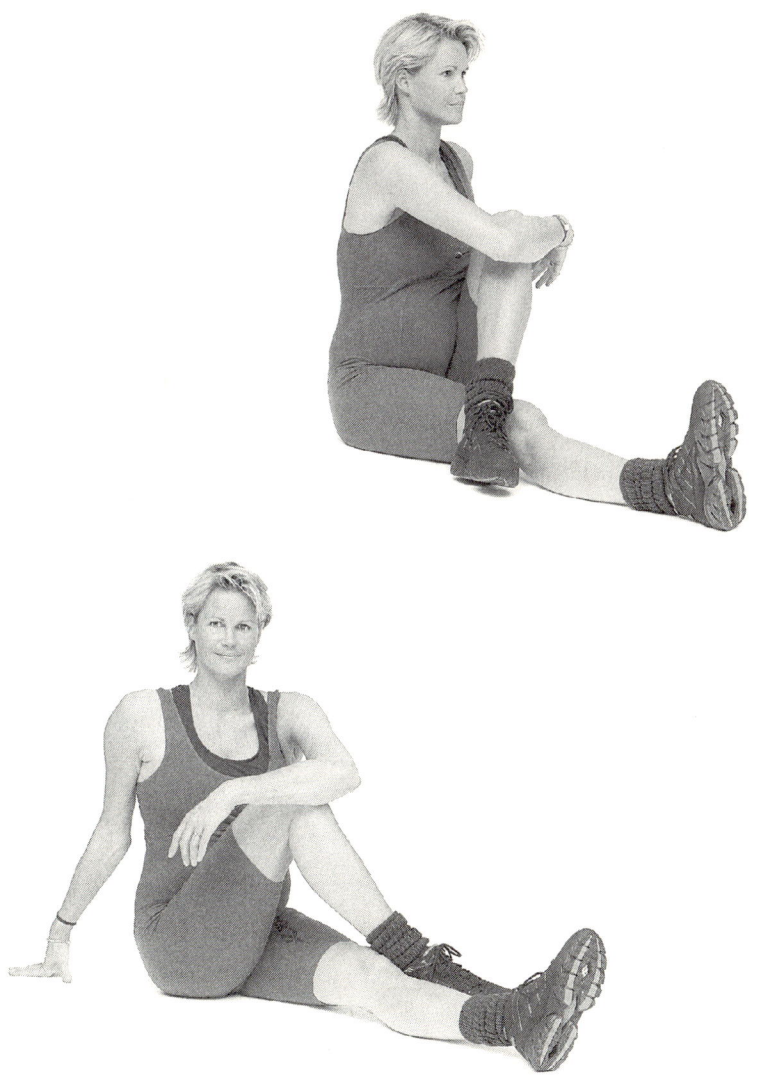

Übung 4

Winkeln Sie auf dem Rücken liegend
beide Beine an, und ziehen Sie sie dicht an
den Körper. Greifen Sie die Knie mit
beiden Händen, und führen Sie sanft
kreisende Bewegungen aus, 10mal rechts
und 10mal links herum.

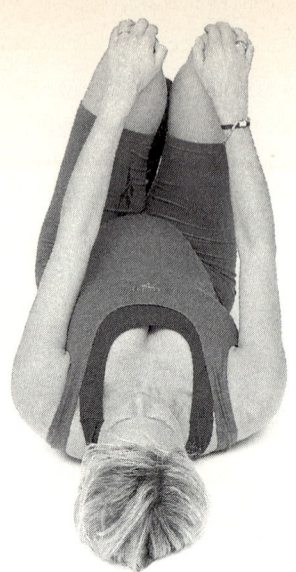

Übung 5

Aus dem Kniestand strecken Sie die Arme lang und legen sie über dem
Kopf in Verlängerung der Wirbelsäule auf den Boden. Ziehen Sie die
Schultern in Richtung Boden. Halten Sie die Dehnung für 8 bis 10 Sekun-
den, und wiederholen Sie die Übung 2- bis 3mal.

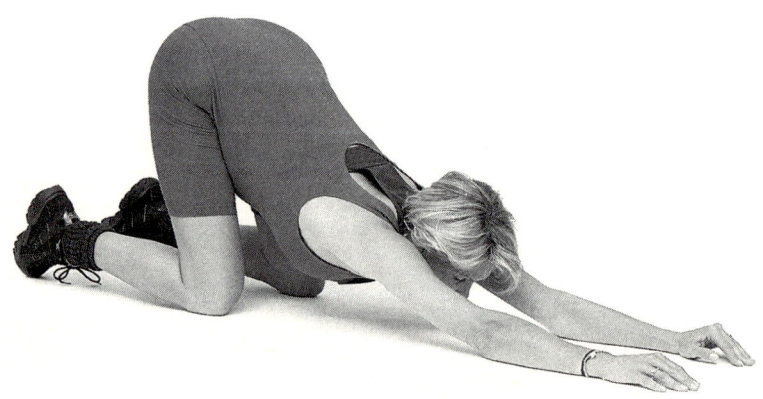

Eine wirksame Entspannungshilfe ist z. B. auch der Igelball, mit dem verspannte Körperpartien massiert werden. Die kreisenden Bewegungen und der leichte Druck des Igelballes fördern die Blutzirkulation.

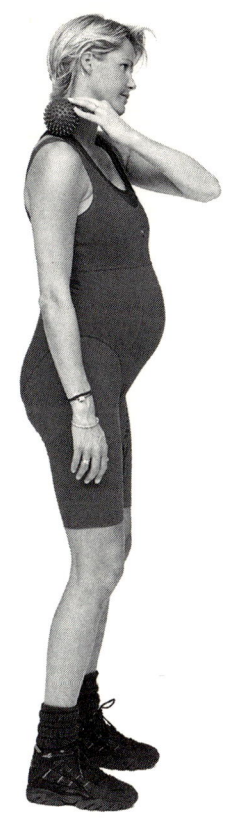

Aquafitness

Das Training im Wasser ist optimal in der Schwangerschaft. Effektiv, sicher und schonend können Anfängerinnen wie auch Leistungssportlerinnen trainieren, ohne ein Risiko für sich oder das Baby einzugehen. Viele Schwangere ergänzen oder ersetzen Step-Aerobic oder Jogging durch das «Aquafitness»-Training, weil es so viele Vorteile bietet. Dabei ist es vor allem die Kombination der besonderen physikalischen Eigenschaften des Wassers mit spezifischen Trainingsprogrammen, die eine optimale sportliche Zielsetzung in der Schwangerschaft erlaubt.

Auftrieb entlastet

Der Auftrieb des Wassers entlastet den gesamten Stütz- und Bewegungsapparat, denn er «trägt» 9/10 des Körpergewichtes, wenn nur der Kopf aus dem Wasser herausragt. So kann ein Training über eine längere Zeitdauer ohne Belastung der Gelenke und mit geringerem Anstrengungsgrad durchgeführt werden.

Die gesamte Rückenmuskulatur, die durch den wachsenden Uterus und die Verlagerung des Körperschwerpunktes besonders beansprucht wird, wird gelockert und gleichzeitig gekräftigt. Insbesondere das Arbeiten in der vertikalen Position, bei dem der Körper gegen den Auftrieb und den Widerstand des Wassers bewegt wird, bringt optimale Ergebnisse für eine Stabilisierung der Muskulatur.

Der entscheidende Vorteil des «wet trainings» ist die geringe Gelenkbelastung. Die durch das Hormon Relaxin weicher gewordenen Bänder und Sehnen werden geschont. Während nach dem American College of Sportmedicine (ACOSM) die Trainingseinheiten an Land 30 bis 45 Minuten nicht überschreiten sollten, können sich Schwangere im Wasser durchaus bis zu 60 Minuten mit 60 bis 70 Prozent ihrer maximalen Herzfrequenz belasten. Eine gute Alternative zum Jogging ist das Aquajogging mit einem entsprechenden Auftriebsgurt. Spätestens ab dem fünften Schwangerschaftsmonat wird das Jogging an Land für die meisten Schwangeren aufgrund der Gewichtszunahme und der hormonellen Veränderungen sehr anstrengend und verletzungsgefährdend. Das Gefühl der Leichtigkeit trotz körperlicher Fülle läßt sich nur im Wasser erleben. Sogar Sprünge sind dort erlaubt!

Hydrostatischer Druck lockert

Der hydrostatische Druck des Wassers fördert die Durchblutung und reguliert die Herzfrequenz und den Blutdruck. Es kommt zu einer Blutvolumenverschiebung, bei der aus den oberflächlichen Hautgefäßen mehr Blut in den Brustraum gelangt. Daraus folgt eine bessere Versorgung des Herzens der Mutter und des Fetus mit Blut und dadurch auch mit Sauerstoff. Die Herzfrequenz senkt sich durch eine Vertiefung der Atmung und eine bessere Sauerstoff-Ausnutzung. Deswegen kann im Wasser wesentlich intensiver trainiert werden, ohne das Risiko der Unterversorgung des Fetus einzugehen. Herzfrequenz-Werte um 140 Schläge pro Minute gelten nach den Richtlinien des American College of Sportmedicine als Limit für Schwangere. Im Wasser werden diese Werte selbst bei intensivem Training nur selten erreicht. Das Wasser drückt auf den Brustraum und fördert eine tiefere Einatmungsphase. Das ist auch in Hinsicht auf die Geburt sehr förderlich, da die tiefe Bauchatmung fast automatisch trainiert wird.

Der hydrostatische Druck des Wassers reguliert auch den Blutdruck. Durch die Temperatur und den Druck ziehen sich die Blutgefäße aktiv zusammen und weiten sich wieder. Die Elastizität der Blutgefäße bleibt erhalten, und das erhöhte Blutvolumen (in der Schwangerschaft bis zu 2,5 Liter) kann besser transportiert werden.

Der Stoffaustausch im Gewebe verbessert sich durch den massierenden Effekt des Wassers, Flüssigkeitsansammlungen in Beinen oder Armen können zurückgedrängt werden. Durch Aquajogging oder Walking wird der venöse Rückstrom des Blutes ganz besonders gefördert, wodurch Krampfadern und Hämorrhoiden vorgebeugt wird.

Wärmeleitfähigkeit schützt

Die um 25 Prozent höhere Wärmeleitfähigkeit des Wassers gegenüber der Luft bedingt eine geringere Erhöhung der Körperkerntemperatur der Mutter und des Fetus als bei der körperlichen Belastung an Land. Das bedeutet, daß die Gefahr der Überhitzung des Fetus aufgrund eines zu intensiven Trainings (über 75 Prozent der maximalen Herzfrequenz) im Wasser nicht gegeben ist. Allerdings sollte die Wassertemperatur beim Training im Wasser 32 Grad Celsius nicht übersteigen. Wissenschaftliche Untersuchungen haben 1993 belegt, daß sich die Körpertemperatur der Mütter bei einem

20minütigen Training mit einer Intensität von 70 Prozent der maximalen Herzfrequenz an Land um 0,2 bis 0,6 Grad erhöht, während sie im Wasser um bis zu 0,3 Grad Celsius sinkt.

Auftrieb balanciert

Die Ausführung der Übungen gegen den Auftrieb und nicht gegen die Schwerkraft ermöglichen ganz neue Bewegungserfahrungen, die das körperliche und sinnliche Erleben aktivieren. Der Gleichgewichtssinn wird geschult, da er sich an die Veränderung der Körperpositionen immer wieder anpassen muß. Über spezifische Sensoren, die sich in den Gelenkkapseln, den Sehnen und den Muskeln befinden, wird das zentrale Nervensystem über die Stellung im Raum sowie über jede veränderte Körperposition informiert. Das zentrale Nervensystem verarbeitet diese Informationen und entscheidet über die Aktionen des Bewegungs- und Haltungsapparates zur Erhaltung des Gleichgewichts. Durch den kontinuierlich wachsenden Bauch verlagert sich der Körperschwerpunkt immer wieder. Ein trainierter Gleichgewichtssinn paßt sich den Veränderungen schneller an. So kommt es zu weniger Fehlhaltungen und Verspannungen. Die Körperhaltung an Land wird durch das Training im Wasser optimiert. Zum Training des Gleichgewichts eignet sich besonders ein Programm mit Übungen in vertikal und horizontal wechselnden Positionen (z. B. Wechsel zwischen gymnastischen Übungen und Bahnenschwimmen).

Der Auftrieb unterstützt außerdem auch die Beweglichkeit. Die Muskulatur ist entspannter, Übungen lassen sich in größerer Weite ausführen.

Widerstand kräftigt

Das Bewegen gegen den Widerstand des Wassers ist immer ein komplexes Ganzkörpertraining. Die Muskulatur wird gleichzeitig gekräftigt, gelockert und gedehnt. Eine kräftige Rücken- und Bauchmuskulatur ist eine Erleichterung für das wachsende Gewicht in der Schwangerschaft. Auch die größer werdenden Brüste sollten durch eine gut trainierte Brustmuskulatur unterstützt werden. Die Beckenmuskulatur wird in der Schwangerschaft und während der Geburt ganz besonders gefordert. Im Wasser wird sie durch den Auftrieb geschont und gleichzeitig sensibilisiert und gekräftigt.

Wasser relaxt

Nach einem guten Training im Wasser fühlt sich die Schwangere massiert, entspannt und energiegeladen. Der Entspannungseffekt ist mit keinem Sport an Land vergleichbar. Vielleicht auch gerade deshalb, weil das erste bewußte Bewegungserlebnis eines jeden Menschen das Schwimmen gewesen sein muß. Schließlich wird jedes Baby in der Wiege des mütterlichen Beckens in seinem eigenen kleinen Fruchtwasserbecken geschaukelt. Im Wasser befindet sich die Mutter im gleichen Element wie das Baby, und das scheint beiden gleichermaßen gut zu bekommen.

Positive Auswirkungen des Aquatrainings für Mutter und Kind:
- Verbesserte Sauerstoffversorgung
- Verbessertes Herz-Kreislauf-Verhalten
- Prävention und Linderung schwangerschaftstypischer Begleiterscheinungen (z. B. Krampfadern, Übelkeit, überhöhte Gewichtszunahme)
- Haltungsverbesserung der Mutter bewirkt optimale Lage des Babys
- Positives Körpergefühl überträgt sich auf das Baby
- Optimales Geburtsgewicht
- Schnellere postnatale Regeneration

Aquafitness-Kurse für Schwangere

Ein Training im Wasser kann man ganz individuell für sich selbst gestalten, mehr Spaß macht es jedoch in einer Gruppe.

In vielen Städten werden mittlerweile spezielle Aquafitnesskurse für Schwangere angeboten. Damit Enttäuschungen erspart bleiben, ist es sehr sinnvoll, sich vor der Anmeldung konkret zu informieren.

Hilfe bei der Kursauswahl
- Die Wassertemperatur sollte ca. 30 bis 32 Grad Celsius betragen, damit der Körper auch bei langsamen, entspannenden Übungen nicht auskühlt.
- Eine spezielle Qualifikation der Trainerin ist unentbehrlich.
- Ein Kurs sollte Atemübungen, Haltungsschulung, Herz-Kreislauf-Training, Beckenbodentraining und Entspannungstechniken beinhalten.
- Ein Probetraining sollte erlaubt sein.
- Die Gruppengröße sollte 12 Personen keinesfalls übersteigen.

Wenn Sie schon vor der Schwangerschaft Aquafitnesskurse besucht haben, können Sie diese beibehalten, solange Sie sich dabei wohl fühlen.

Hinweise für das Aquafitness-Training

- Vermeiden Sie abrupte Richtungsänderungen und Verwringungen.
- Halten Sie sich eher am Außenrand auf, um heftigen Turbulenzen in der Mitte zu entgehen.
- Wenn häufige Sprünge nicht mehr angenehm sind, bleiben Sie in der sogenannten neutralen Position mit den Schultern immer unter Wasser.
- Eine möglichst individuelle Belastungsdosierung ist in der Schwangerschaft besonders wichtig, um Über- oder Unterforderungen zu vermeiden.

Aquafitness bietet eine Vielzahl von Möglichkeiten, die Schwangerschaft aktiv und sportlich zu gestalten, und das oft bis zur Geburt. Während meiner eigenen zwei Schwangerschaften habe ich durchgängig Sport getrieben und sehr positive Erfahrungen gemacht. Bei meiner zweiten Schwangerschaft habe ich meinen letzten Aquafitness-Kurs eine Woche vor der Geburt geleitet und war noch bis wenige Stunden vor der Geburt zum Aquajogging im Schwimmbad. Unsere Tochter war innerhalb von 3 Stunden auf der Welt und ist heute, ebenso wie ihre 16 Monate ältere Schwester, mit 3 Jahren ein richtiges «Seepferdchen».

Die Übungen

Vier Trainingsprogramme werden Ihnen nachfolgend vorgestellt:
  A: Üben im brusthohen Wasser
  B: Üben mit der Poolnudel
  C: Üben mit Aquamitts
  D: Üben mit der Poolnudel und Aquamitts im tiefen Wasser

A: Üben im brusthohen Wasser

Aufwärmen

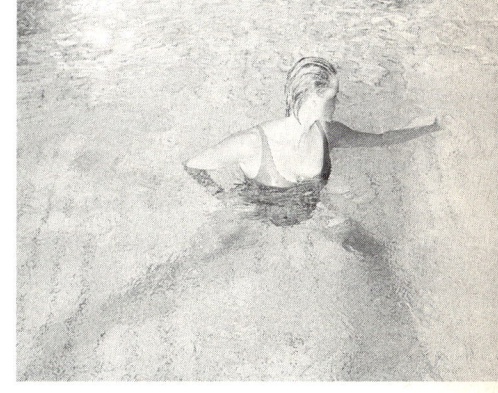

Im Grätschstand stemmen Sie die rechte Hand in die Hüfte und strecken den linken Arm in Schulterhöhe aus. Beugen Sie das linke Bein etwas an, und schieben Sie das Becken in Richtung Ihres linken Beines. Die Handfläche des ausgestreckten Armes stellen Sie gegen die Wasseroberfläche auf. Nun bewegen Sie Arm und Oberkörper gegen den Widerstand des Wassers vor und zurück, der Blick bleibt auf die Hand gerichtet. Nach 10 bis 15 Wiederholungen wechseln Sie die Seite.

Arm- und Beinschwingen

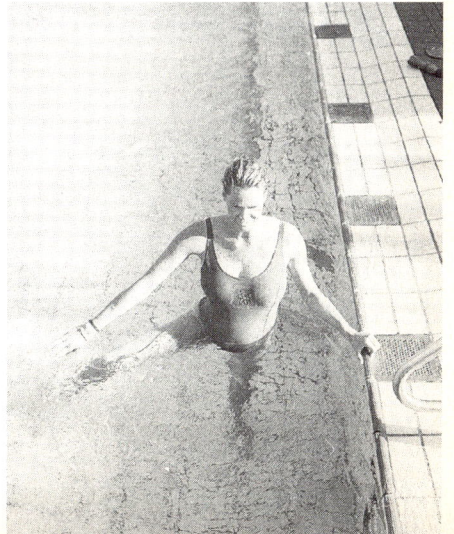

Sie stehen seitlich zum Beckenrand und halten sich mit einer Hand am Handlauf fest. Den äußeren Arm und das äußere Bein spreizen Sie ab und bringen sie wieder dicht an den Körper. Nun schwingen Sie das Bein vor und zurück, während der Arm Ausgleichsbewegungen ausführt. Dann lassen Sie Arm und Bein vorwärts und rückwärts auskreisen. Wiederholen Sie jede Bewegung 10- bis 15mal.

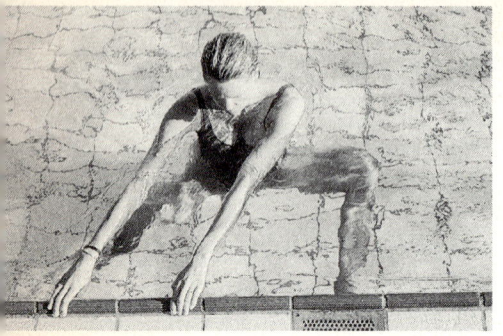

Beine grätschen

Mit dem Gesicht zum Handlauf halten beide Hände daran fest. Heben Sie die Beine an, grätschen Sie sie, und stellen Sie die Füße flach an die Beckenwand. Bewegen Sie sich langsam von einer Seite zur anderen. Jede Seite wird 10- bis 15mal wiederholt.

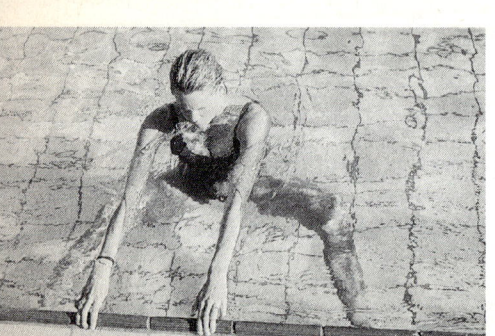

Beckenschwingen

Ihre Hände greifen vorwärts in den Handlauf des Beckens, die Beine sind leicht gegrätscht und gehockt, die Füße flach gegen die Beckenwand gestellt. Nun schwingen Sie das Becken vor und wieder zurück. Führen Sie 10 Wiederholungen aus.

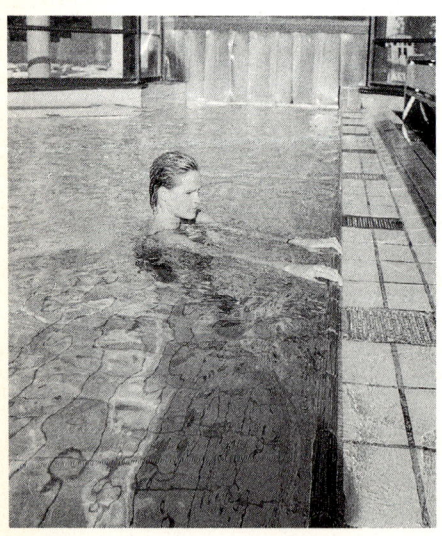

Körperwelle

Im Stand greifen beide Hände vorwärts in den Handlauf. Ihre Füße stehen hüftbreit auseinander. Beugen Sie die Knie, und strecken Sie dann den Körper wie eine Welle nach oben, anschließend bewegen Sie sich wieder zurück in die Ausgangsposition. Führen Sie 10 Wiederholungen aus.

B: Üben mit der Poolnudel

Die Poolnudel ist ein Aquatrainingsgerät, das sich gleichermaßen für Entspannungs- und für Kräftigungsprogramme hervorragend einsetzen läßt. Sie ist ein Auftriebs- und Widerstandsgerät mit hohem Motivationswert und wird in Aquafitness-Kursen begeistert aufgenommen.

Druck unter Wasser

Umfassen Sie die Poolnudel vor dem Körper mit beiden Händen, und drücken Sie sie aktiv nach unten. Ziehen Sie sie leicht hoch, und drücken Sie sie wieder hinunter. Ihre Hände bleiben dabei immer im Wasser.

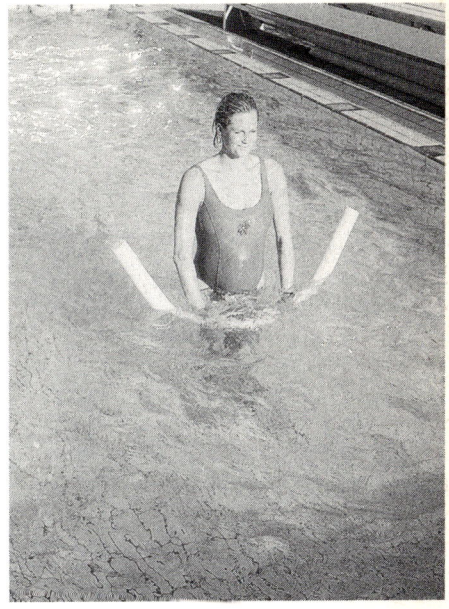

Bein-Kick

Umfassen Sie die Poolnudel vor dem Körper mit beiden Händen in Schulterbreite. Kicken Sie die Beine im Wechsel nach vorne, jede Seite 10- bis 15mal. Dann strecken Sie die Beine im Wechsel nach hinten, jede Seite 10- bis 15mal.

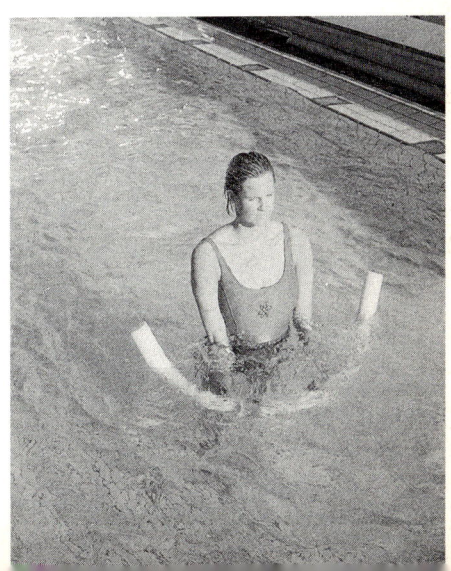

Aqua-Jogging mit Poolnudel

Greifen Sie die Poolnudel vor dem Körper mit beiden Händen, joggen Sie auf der Stelle und heben Sie dabei die Oberschenkel im Wechsel so hoch an, daß die Poolnudel berührt wird, jede Seite 20mal.

Auf und ab

Greifen Sie die Poolnudel hinter dem Körper mit beiden Händen, und bewegen Sie sie aktiv herauf und herunter. Führen Sie 20 Wiederholungen aus.

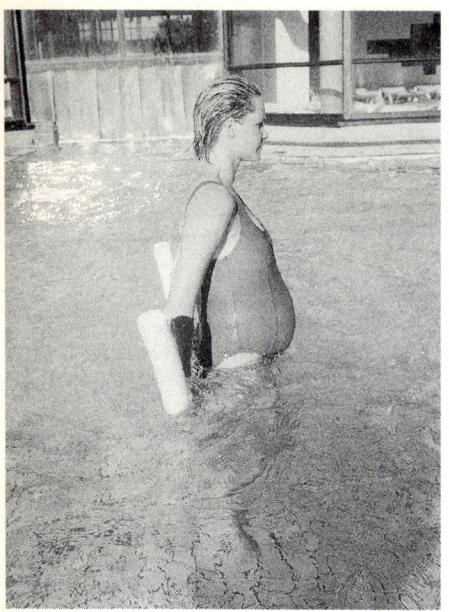

Hampelmann

Halten Sie die Poolnudel an den Enden hinter dem Körper. Führen Sie 10 bis 15 Hampelmannsprünge aus, wobei Sie Arme und Beine zunächst eng zusammenbringen, dann in die Grätsche springen, dabei die Arme öffnen und wieder zurück in die Ausgangsposition springen.

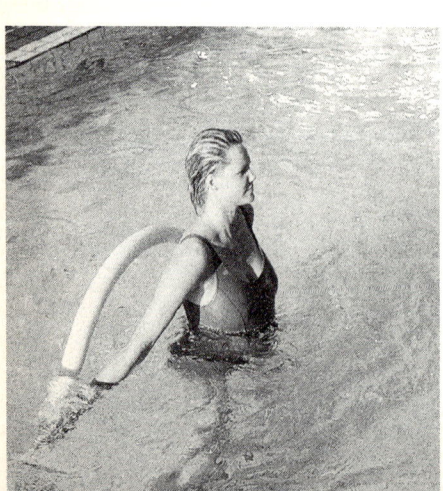

Aktiver Seitendruck

Halten Sie die Poolnudel seitlich am Körper. Nehmen Sie eine leichte Grätschstellung ein. Drücken Sie die Poolnudel unter Wasser aktiv zur Seite, und führen Sie sie wieder zurück, jede Seite 20mal.

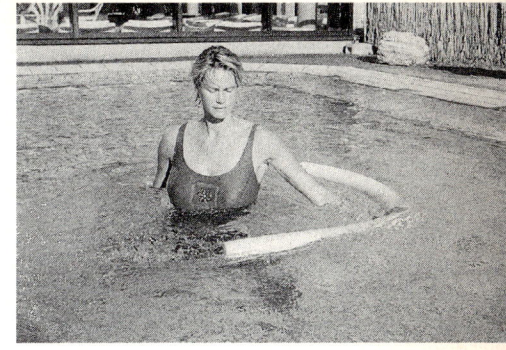

Aqua-Walking oder -Jogging

Halten Sie die Poolnudel vor dem Körper, und walken oder joggen Sie durch das Becken.

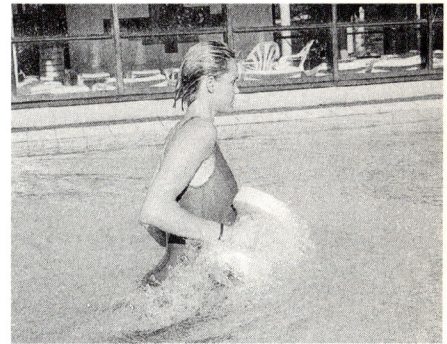

Rückenkraul mit Hilfe

Legen Sie die Poolnudel um den Nacken, stützen Sie sich mit den Unterarmen darauf, und halten Sie sie mit beiden Händen am Körper. Bewegen Sie sich nun mit kräftigen Kraulbeinschlägen in der Rückenlage durch das Becken. Zwischendurch entspannen Sie, indem Sie sich einfach treiben lassen.

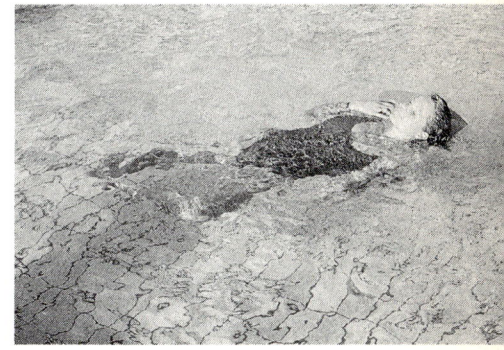

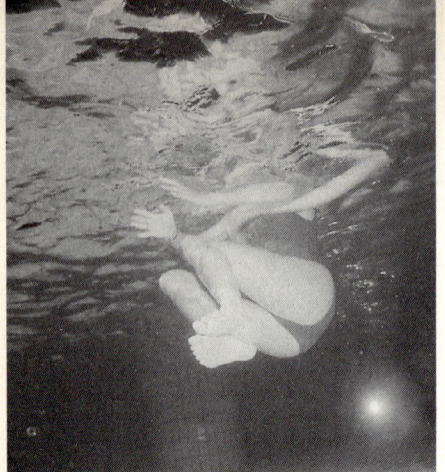

Beine abstrecken

Legen Sie die Poolnudel um die Brust, und klemmen Sie sie unter die Arme. Winkeln Sie die Beine an, heben Sie sie vom Boden ab, und strecken Sie sie abwechselnd nach links, nach rechts. Mit den Händen führen Sie Ausgleichsbewegungen durch. Führen Sie die Übung 10mal zu jeder Seite aus.

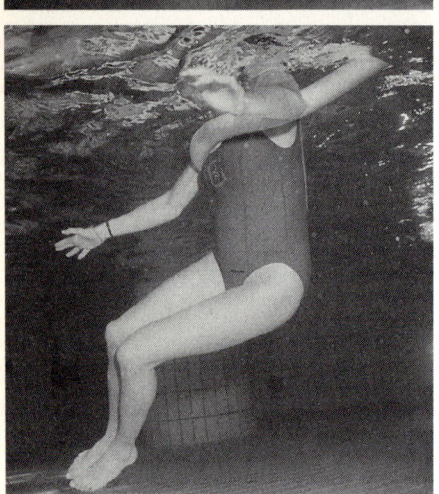

Arme und Beine grätschen

Sie haben dieselbe Ausgangsposition wie in der Übung zuvor. Nun öffnen und schließen Sie Beine und Arme gleichzeitig, 20mal.

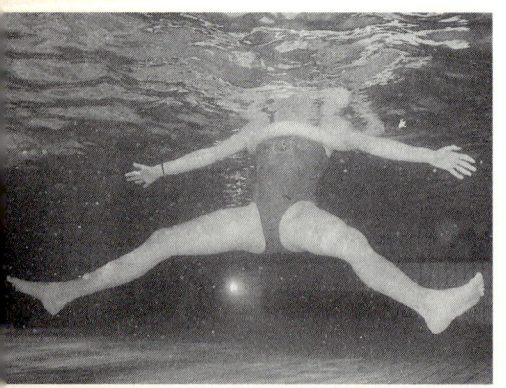

C: Üben mit Aquamitts

Aquamitts sind spezielle Handschuhe für das Wassertraining, die den Widerstand und den Auftrieb erhöhen.

Aquajogging oder -walking mit Aquamitts

Joggen oder walken Sie durch das Schwimmbecken oder auf der Stelle.

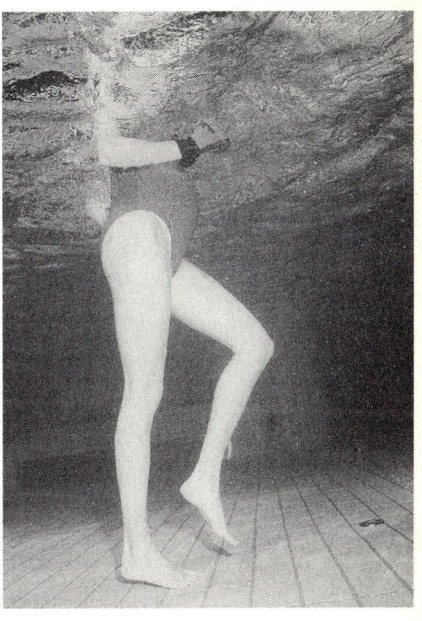

Froschsprünge

Winkeln Sie im Sprung die Beine ge-grätscht an. Gleichzeitig drücken Sie beide Hände vor dem Körper hinunter. Der Oberkörper bleibt aufrecht und kommt beim Sprung kaum aus dem Wasser. Er wird gegen den Auftrieb unten gehalten. Führen Sie 10 bis 15 Wiederholungen aus.

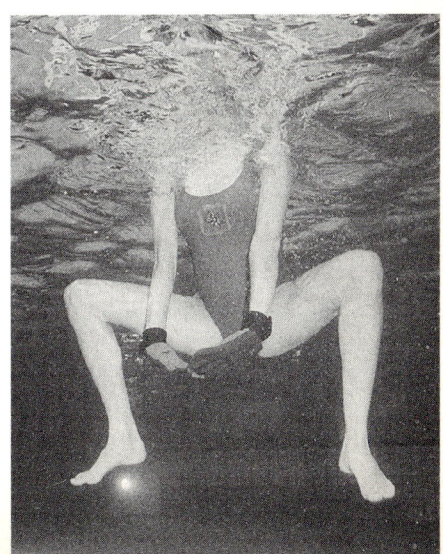

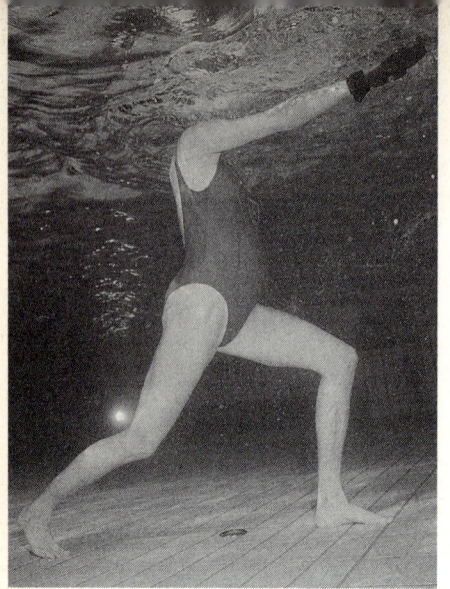

Scherenschritt

In Schrittstellung richten Sie das linke Bein und den rechten Arm nach vorne sowie das rechte Bein und den linken Arm nach hinten. Nun wechseln Sie im Sprung den Schritt, wobei die Handflächen gegen das Wasser gerichtet sind. Wechseln Sie 15- bis 20mal.

D: Üben mit Poolnudel und Aquamitts im tiefen Wasser

Poolwandern

Setzen Sie sich auf die Poolnudel, strecken Sie die Arme zur Seite aus, und bewegen Sie sich sanft vor und zurück.

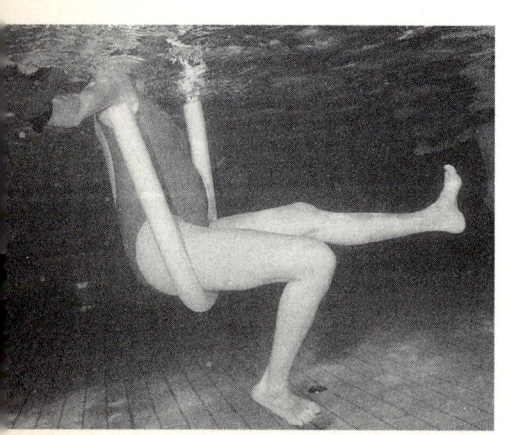

Wasserwalken

Setzen Sie sich auf die Poolnudel, und
walken Sie. Während Sie sich mit
großen Schritten durch das Wasser
bewegen, bleibt der Oberkörper ganz
aufrecht.

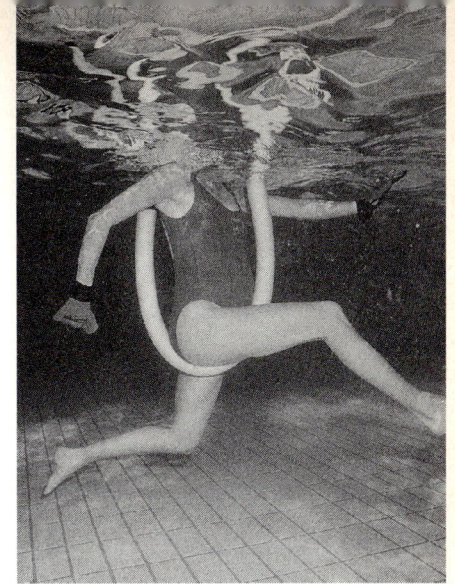

Schaukeln

Setzen Sie sich auf die Poolnudel, und
schaukeln Sie vor und zurück. Strecken
Sie die Arme seitlich aus, und gleichen
Sie die Bewegung durch leichtes Vor-
und Zurückziehen der Arme aus.

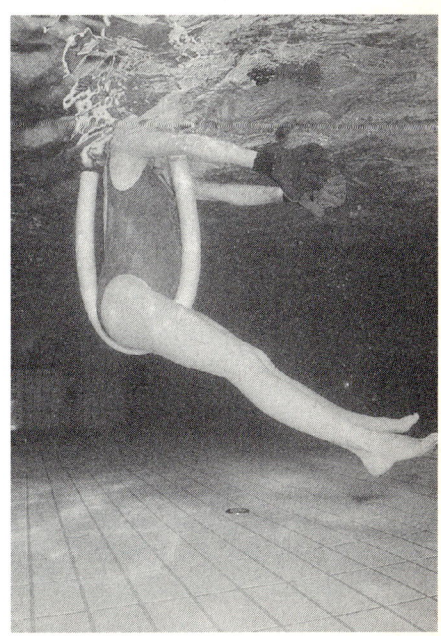

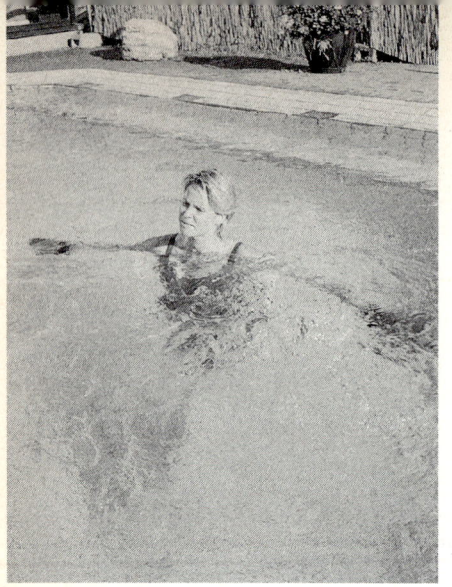

Hampelmann

Setzen Sie sich auf die Poolnudel, und strecken Sie die Arme seitlich aus. Grätschen Sie nun die Beine, und öffnen Sie die Arme weit, dann führen Sie Beine und Arme gleichzeitig zusammen. Führen Sie 10 bis 15 Wiederholungen aus.

Balance

Setzen Sie sich auf die Poolnudel, und bewegen Sie sich aus dieser Position in die Rückenlage. Halten Sie die Poolnudel mit den Füßen fest, strecken Sie die Arme zur Stabilisierung zur Seite aus. Bleiben Sie so lange in der Streckung, wie Sie die Balance halten können.

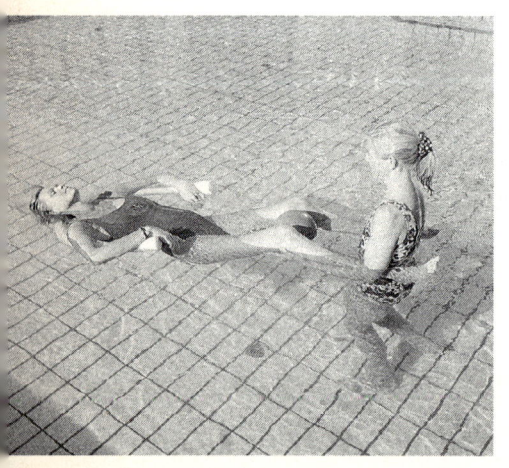

Entspannen mit Partner (im standtiefen Wasser)

Ausgangsposition: Sie legen die Poolnudel um Hals oder Oberkörper und umfassen sie mit den Händen. Ein Partner greift die Fußgelenke der Schwangeren und schiebt sie durch das Becken. Unterschiedliche Bewegungen können nach Belieben ausgeführt werden: z. B. hin- und herschwingen, ziehen oder schieben. Durch einen Ball, den die Schwangere mit den Oberschenkeln festhält, wird eine zusätzliche Kräftigung der Oberschenkel und des Beckenbodens erreicht.

Entspannen mit 2 Poolnudeln
(auch im flachen Wasser möglich)

Sie stützen mit einer Poolnudel den Oberkörper, mit der anderen die Beine ab. Lassen Sie sich treiben, und versuchen Sie, Ihre Gedanken an sich vorbeiziehen zu lassen.

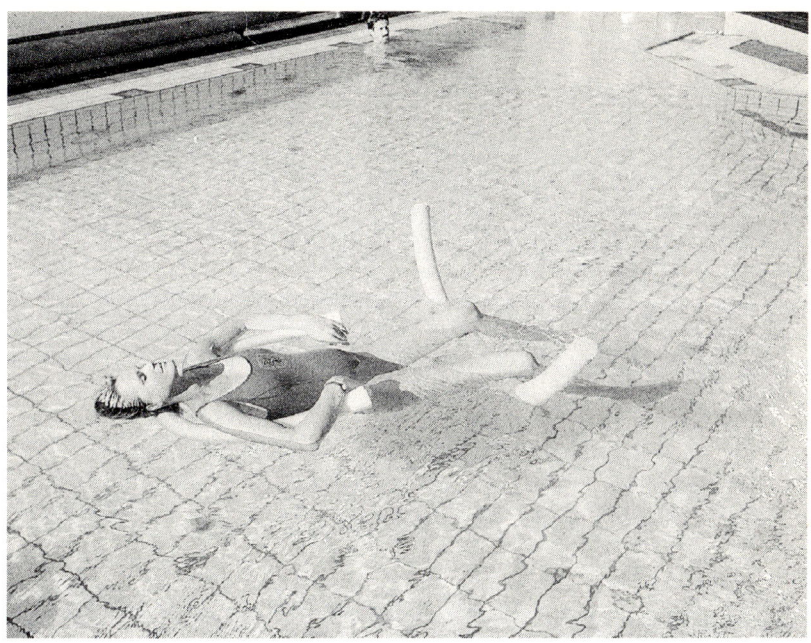

Die ersten Tage nach der Geburt

Gratulation, Ihr Baby ist da!

Die Geburt ist für Mutter, Baby und Vater ein einschneidendes und großartiges Ereignis, bei dem Anstrengung, Schmerz und Freude Grenzwerte erreichen. Sich «wie neugeboren fühlen», bedeutet im Volksmund frisch, rosig und munter zu sein, doch die meisten Babys, Mütter und auch Väter sind nach der Geburt zunächst einmal völlig erschöpft, müde und durcheinander. Da ist es sinnvoll, zunächst einmal Ruhe einkehren zu lassen, damit sich die Wellen des Geburtserlebnisses etwas legen können. Schließlich ist die Geburt nur der große Auftakt einer sehr entscheidenden Veränderung: Sie sind Mutter und Vater geworden, und dies nicht nur für diesen Augenblick, sondern ein Leben lang. Diese Veränderung greift in alle Bereiche Ihres bisherigen Lebens, und sie wird Ausmaße annehmen, die Sie sich vielleicht ganz anders vorgestellt haben.

Nehmen Sie sich ausreichend Raum und Zeit, um sich an das «neue Leben» zu gewöhnen und sich zu orientieren. Das Baby schafft sich diesen Raum und die Zeit, indem es zumeist sehr viel schläft und sich nur für seine wichtigsten Bedürfnisse, Zuwendung und Nahrung, meldet. Auch Sie sollten sich die nötige Ruhe und den Abstand vom Alltag gönnen, um das Erlebnis der Geburt zu verarbeiten und um Kräfte und Energie zu sammeln. Zuwendung benötigen jetzt zunächst das Baby, Sie und Ihr Partner. Sie werden sehen, daß das gänzlich ausreicht, um in den ersten Tagen (zumeist auch weit darüber hinaus) voll und ganz beschäftigt zu sein. Versuchen Sie, den Besuch von Verwandten und Freunden zu beschränken und auf einen späteren Zeitpunkt zu verschieben. **Die Balance zwischen Ihren eigenen Bedürfnissen, denen des Babys und des Partners immer wieder neu zu finden, ist eine große Herausforderung und der Schlüssel zu einem harmonischen Einstieg in das «Familienleben».**

Rückbildungstraining

Ihre körperliche und seelische Ausgeglichenheit ist die Basis für die aufregend anstrengenden Tage nach der Geburt. Die Unterstützung Ihres Partners (bzw. einer Freundin oder Ihrer Mutter), ausreichende Ruhephasen, gute Ernährung und ein ausgewogenes Bewegungsprogramm sind die besten Quellen für Kraft, Zuversicht und Vertrauen. Nutzen Sie diese Quellen, so gut Sie können!

Ihr Körper fühlt sich nach der Geburt wahrscheinlich ziemlich schlaff und so gar nicht in Form. Viele Frauen vergleichen ihren Bauch mit einem schlappen Luftballon.

Die erste Phase der Rückbildung, in der sich die schwangerschaftstypischen Veränderungen zurückbilden, beginnt mit der Geburt des Babys und dauert insgesamt mindestens drei Monate; wenn Sie stillen, noch etwas länger. Die ersten sechs bis acht Wochen nach der Geburt bezeichnet man als Wochenbett, wobei vier Vorgänge parallel ablaufen:
• Rückbildung
• Wundheilung
• Ingangkommen und Aufrechterhalten des Milchflusses (Laktation)
• Wiederaufnahme der Tätigkeit der Eierstöcke (Ovaridaltätigkeit)

Viele Frauen werden ungeduldig und möchten ganz schnell wieder zurück zur alten Figur. Dabei sollte immer bedacht werden, daß die Entwicklung des Babys schließlich auch ca. 40 Wochen gebraucht hat. Also erwarten Sie nicht zuviel von sich, und freuen Sie sich über tägliche kleine Fortschritte. Ein zu schneller Einstieg in ein gewohntes Fitness-Training schadet viel mehr, als daß es wieder die gewünschte Form bringt. Gerade sportlich aktive Frauen haben häufiger mit Gebärmuttersenkungen und Harninkontinenzen Probleme, da sie zu früh zu intensiv und falsch trainieren. Die Reihenfolge ist sehr entscheidend. Wer ein zu intensives Bauchmuskeltraining absolviert, bevor der Beckenboden stabilisiert ist, verstärkt die Schwächung des Beckenbodens und die eventuell noch vorhandene *rectus diastase* (siehe S. 66 f.).

Durch gezielte gymnastische Übungen und Entspannung werden die Rückbildungsprozesse jedoch unterstützt und beschleunigt. Das Rückbildungstraining stabilisiert zunächst den Beckenboden, es aktiviert und kräftigt den gesamten Muskelapparat und unterstützt durch die Anregung des

Kreislaufs und des Stoffwechsels den Abbau der noch überschüssigen Pfunde. Ebenso wichtig sind Entspannungs- und Körperwahrnehmungsübungen. Sie helfen dabei, die nötige Gelassenheit zu finden, um sich in der neuen Situation zu orientieren und zurechtzufinden.

Ziele des Rückbildungstrainings:
- Aktivierung des Kreislaufs und Stoffwechsels
- Thromboseprophylaxe
- Stabilisierung besonders beanspruchter Muskelgruppen
- Straffung des Gewebes
- Entspannung
- Körperneuorientierung

Das Rückbildungstraining umfaßt zwei Phasen: die erste Woche nach der Geburt und die ersten drei Monate danach. Je nach Geburts- und Rückbildungsverlauf kann das gewohnte Training ca. zehn bis zwölf Wochen nach der Geburt wieder aufgenommen werden.

Training in der ersten Woche nach der Geburt

Mit den folgenden Übungen können Sie direkt am Tag der Geburt beginnen, sofern Sie die Energie und Lust dazu verspüren. Wer mit Kaiserschnitt entbunden hat, braucht etwas mehr Zeit und sollte ausschließlich mit professioneller Anleitung in ein Trainingsprogramm einsteigen.

Hinweise zum Training in der ersten Woche nach der Geburt
- Trainieren Sie kontinuierlich 10 bis 20 Minuten täglich.
- Der optimale Trainingszeitpunkt ist nach dem Stillen.
- Trainieren Sie möglichst mit entleerter Blase.
- Steigern Sie die Wiederholungszahlen der Übungen langsam.
- Orientieren Sie sich immer an Ihrem Wohlbefinden.
- Atmen Sie während des Übens gleichmäßig ruhig, und halten Sie niemals den Atem an.

Die Übungen

Erspüren der *rectus diastase*
In der Rückenlage können Sie den Spalt der Muskelgruppen erspüren, wenn Sie Kopf und Schultern sanft anheben. Wenn eine *rectus diastase* noch vorhanden ist, wölbt sich der Bauch spitz vor, und Sie können den Spalt mit den Fingerspitzen fühlen. Durch ein gezieltes Training schließt sich dieser Spalt in 8 bis 12 Wochen.

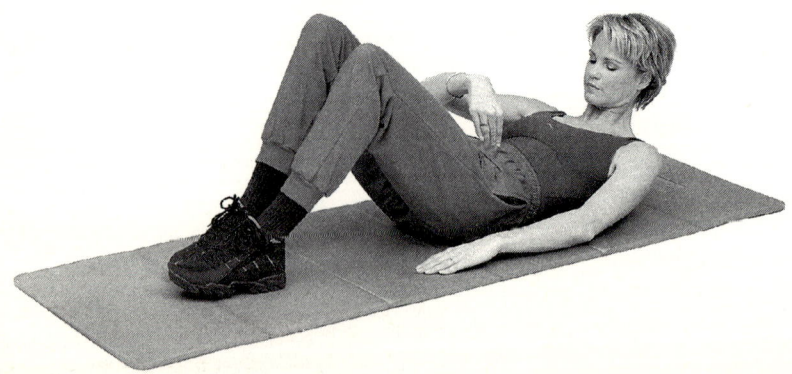

Beckenbodensensibilisierung

In der Bauchlage legen Sie ihre Stirn auf die verschränkten Hände. Lenken Sie Ihre Aufmerksamkeit auf den Bereich des Beckenbodens. Zunächst werden Sie nicht allzuviel empfinden und steuern können, da die Muskeln durch die Geburt sehr überdehnt worden sind. Versuchen Sie dennoch, die Muskulatur anzuspannen, indem Sie das Gesäß fest zusammenkneifen und dann die Beckenbodenmuskulatur wie einen Aufzug nach innen hochziehen und dort halten. Versuchen Sie, die Spannung mindestens für 10 Sekunden zu halten. Führen Sie 8 bis 10 Wiederholungen aus.

Wichtig: Halten Sie nicht den Atem an, sondern atmen Sie gleichmäßig und ruhig weiter. Wenn Sie im Scheidenbereich genäht worden sind, fördert diese Übung auch die Blutzirkulation zur Wundheilung.

Variation: In der gleichen Ausgangsposition schlagen Sie die Beine kreuzweise übereinander, um die Spannung zu verstärken. Sie können Ihren Körper unterhalb der Brust durch ein Kissen unterstützen. Wiederholen Sie die Übung 8- bis 10mal.

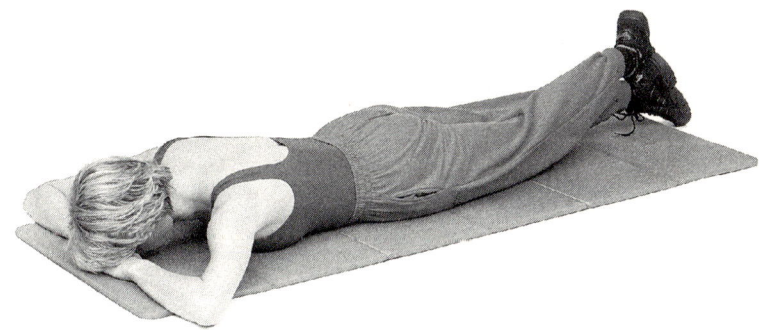

Kräftigung der Rückenmuskulatur

In der Bauchlage stützen Sie den Körper unterhalb der Brust durch ein Kissen. Legen Sie die Stirn auf die verschränkten Hände. Heben Sie abwechselnd das rechte und das linke Bein leicht an, und senken Sie es wieder. Während des Übens versuchen Sie, die Beckenbodenspannung aufrechtzuerhalten. Wiederholen Sie die Übung 15- bis 20mal.

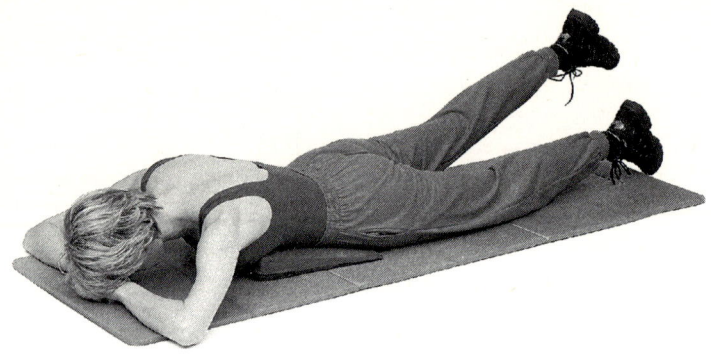

Variation: Heben Sie gleichzeitig das rechte Bein und den gestreckten linken Arm an, und senken Sie sie wieder, insgesamt 10- bis 15mal, dann wechseln Sie auf die andere Seite.

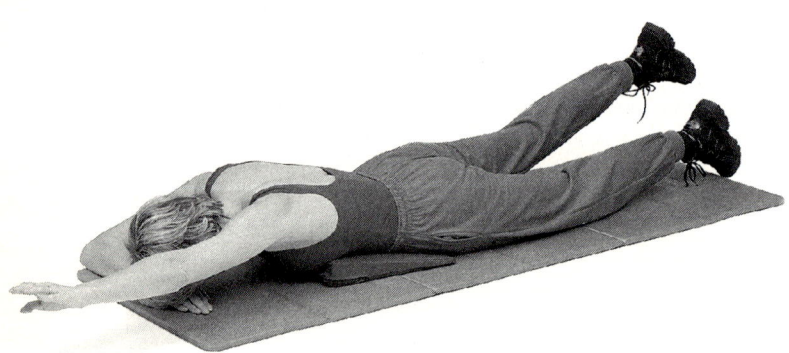

Aktivierung des Kreislaufs

Legen Sie sich langgestreckt auf die rechte Körperseite. Winkeln Sie das rechte Bein leicht an, und legen Sie den Kopf entspannt auf den gestreckten rechten Arm. Nun heben Sie den linken Arm und das linke Bein an und senken es wieder. Führen Sie 15 bis 20 Wiederholungen auf jeder Seite aus.

Bauchmuskulatur

Die erste Bauchmuskelübung nach der Geburt ist gleichzeitig eine Atemübung.
In der Rückenlage atmen Sie tief ein, so daß sich der Brustkorb hebt. Atmen Sie betont aus, und versuchen Sie gleichzeitig die Bauchdecke anzuspannen. Beginnen Sie sanft und versuchen Sie in der Ausatmung den Nabel in Richtung Wirbelsäule zu ziehen.
Variation: Spannen Sie gleichzeitig mit der Ausatmung noch den Beckenboden an, und ziehen Sie ihn nach oben. Wiederholen Sie die Übung 8- bis 10mal.

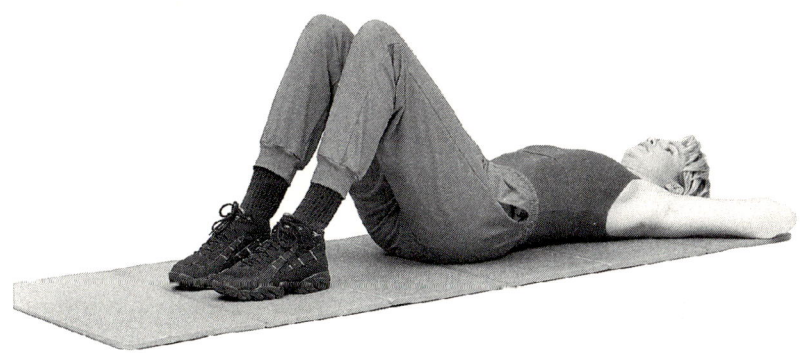

Sensibilisierung und Mobilisierung des Beckenbodens

Setzen Sie sich aufrecht auf den Boden, und stützen Sie sich mit den Händen rechts und links ab. Winkeln Sie die Beine an, und stellen Sie die Füße dicht an den Po. Ziehen Sie die Beckenbodenmuskeln wie einen Aufzug nach oben, und versuchen Sie, die Spannung zu halten. Nun führen Sie beide Knie langsam auf eine Körperseite und legen sie auf dem Boden ab. Verweilen Sie in dieser Position für ca. 5 Atemzüge, bevor Sie langsam auf die andere Seite wechseln. Wiederholen Sie die Übung auf beiden Seiten 5- bis 8mal.

Beckenboden- und Beinmuskulatur

Legen Sie eine zusammengerollte Decke längs auf einen Stuhl, und setzen Sie sich darauf, so daß Sie die Decke zwischen den Beinen haben. Legen Sie Ihre Hände unter beide Gesäßhälften. Nun pressen Sie die Beine zusammen und spannen die Beckenbodenmuskulatur fest an. Halten Sie die Spannung für 8 bis 10 Sekunden. Wiederholen Sie die Übung 5- bis 10mal.

Dehnung und Kräftigung der Brustmuskulatur

Setzen Sie sich aufrecht auf einen Stuhl. Die Arme werden angewinkelt, die Fingerspitzen berühren die Schultern. Nun öffnen Sie Ihre Ellenbogen weit und pressen die Schulterblätter zusammen. Diese Position halten Sie für 5 bis 10 Sekunden. Dann führen Sie die Ellenbogen vor dem Körper zusammen und halten sie eng geschlossen wieder für 5 bis 10 Sekunden. Wiederholen Sie die Übung 8- bis 10mal.

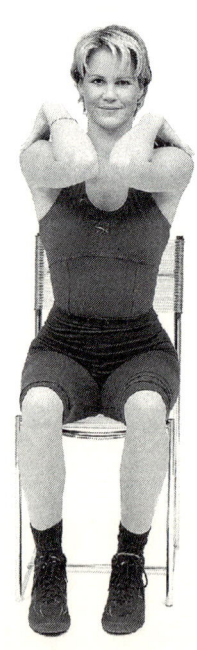

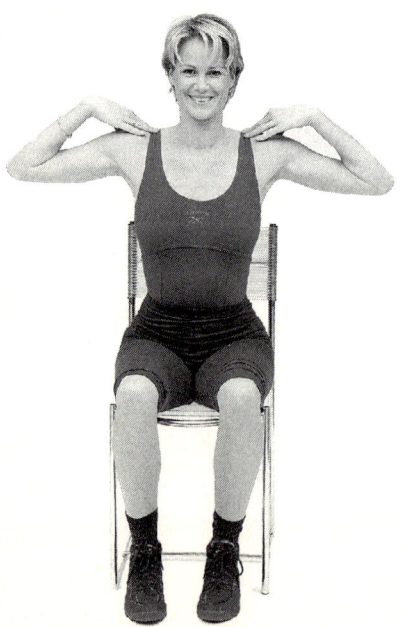

Beckenboden- und querverlaufende Bauchmuskulatur

In der Rückenlage befinden sich Ihre Unterschenkel auf einem Stuhl, so daß die Beine in einem 90-Grad-Winkel gebeugt sind. Nun bewegen Sie Ihren Oberkörper zur rechten Seite, indem der rechte Arm dicht am Körper entlang nach unten zieht. Der Oberkörper bleibt am Boden. Wechseln Sie langsam auf die andere Körperseite. Wiederholen Sie die Übung auf jeder Seite 5- bis 8mal. Diese Bewegung sollte langsam und fließend durchgeführt werden.

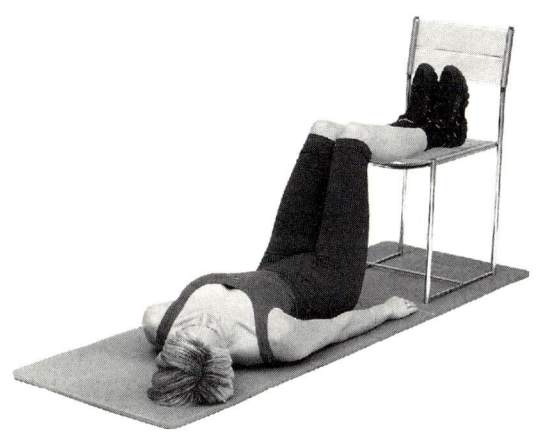

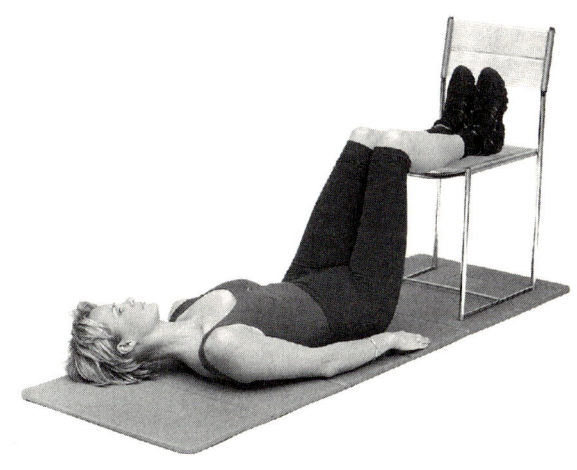

Entspannung

Legen Sie sich in Rückenlage auf den Boden, die Lendenwirbelsäule eventuell durch ein kleines Kissen oder ein zusammengerolltes Handtuch unterstützt. Winkeln Sie die Beine an, und ziehen Sie die Knie mit beiden Händen dicht an den Körper. Kreisen Sie die Knie langsam mit den Händen. Wiederholen Sie die Übung jeweils 15- bis 20mal nach rechts und nach links.

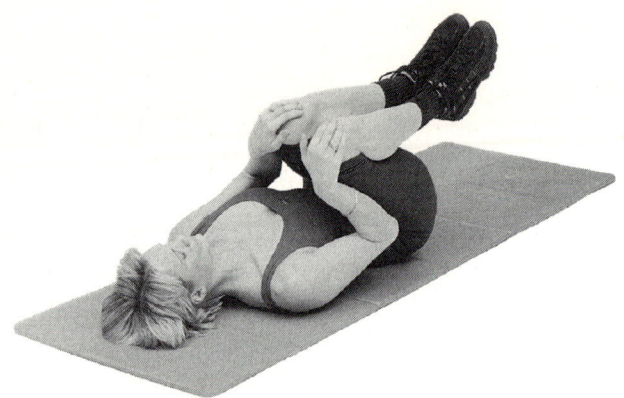

Ruheposition

Legen Sie in der Bauchlage ein kleines Kissen oder ein zusammengerolltes Handtuch in Höhe des unteren Rippenbogens unter, legen Sie die Stirn auf die zusammengefalteten Hände, und entspannen Sie. Versuchen Sie Ihre Aufmerksamkeit nach innen zu richten. Spüren Sie nach, wie sich Ihr Körper anfühlt. Bewerten Sie jedoch nicht, was Sie fühlen, sondern nehmen Sie es nur wahr. Machen Sie eine kleine Reise durch Ihren Körper, und verweilen Sie an einer Stelle, an der Sie sich besonders gut fühlen. Tanken Sie an dieser Stelle Energie auf, und nehmen Sie sie mit auf Ihre Reise. Verteilen Sie diese Energie auf Ihren ganzen Körper.

Für diese Übung sollten Sie sich 10 bis 15 Minuten Zeit nehmen. Generell sollten Sie diese Entspannungsposition auch für kürzere Einheiten in den ersten Tagen nach der Geburt so oft wie möglich einnehmen, da sie die Rückbildungsprozesse beschleunigt.

Walking nach der Geburt

Soviel Zeit wie möglich an der frischen Luft tut Ihnen und Ihrem Baby gleichermaßen gut. Walking bringt Ihren Kreislauf in Schwung und kräftigt die Muskulatur auf sanfte Weise. Sie können die Zeit des Spazierengehens auch für ein kleines Training nutzen.

Walking

Gehen Sie mit einer aufrechten Körperhaltung, und versuchen Sie, die Füße betont von den Fersen auf die Fußspitzen abzurollen. Probieren Sie, während des Walkens die Beckenbodenmuskulatur immer wieder anzuspannen und für ca. 10 bis 20 Sekunden zu halten. Atmen Sie gleichmäßig und ruhig. Versuchen Sie je nach Befindlichkeit 20 bis 40 Minuten zu walken.

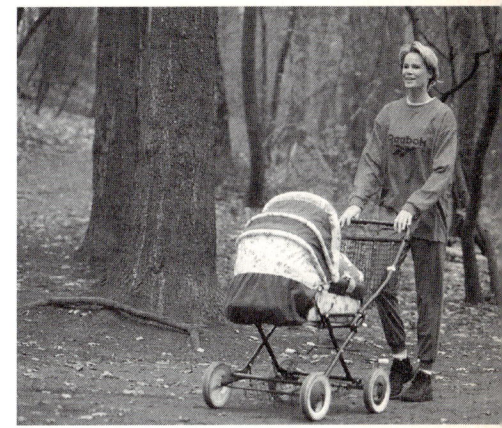

Dehnen der Körperseiten

Stellen Sie sich mit der rechten Seite an den Kinderwagen, und halten Sie mit der rechten Hand den Griff des Kinderwagens. Strecken Sie den linken Arm über den Kopf, und dehnen Sie den Oberkörper langgestreckt in Richtung Kinderwagen. Der Kinderwagen wird durch die Bewegung etwas vom Körper weg- und wieder herangeschoben. Wiederholen Sie diese Übung auf jeder Körperseite 5- bis 8mal.

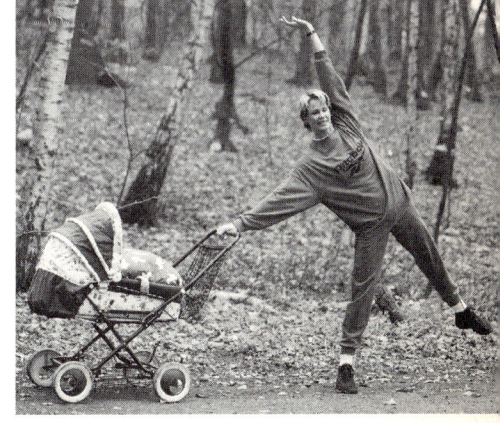

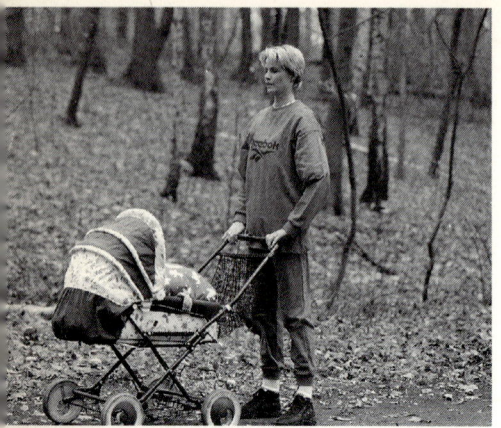

Kräftigung der Beinmuskulatur

Umschließen Sie den Kinderwagengriff mit beiden Händen. Ziehen Sie den Wagen ganz dicht an den Körper, schieben Sie ihn dann etwas vom Körper weg, und gehen Sie mit aufrechtem Rücken in die Hocke. Wiederholen Sie diesen Wechsel 10- bis 15mal.

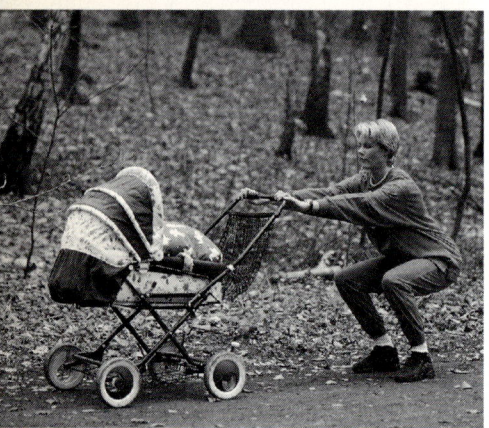

Anhang

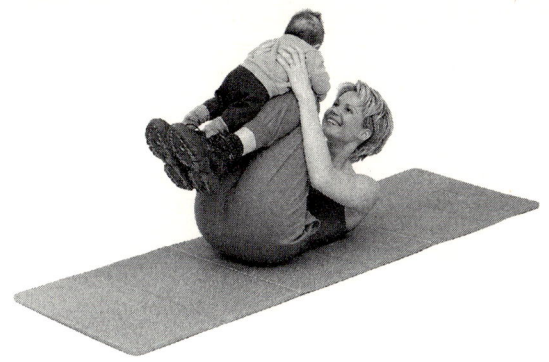

Adressen

Geburtsvorbereitung

GfG
Gesellschaft für Geburts-
vorbereitung e. V.
Postfach 22 01 06
40608 Düsseldorf
Tel. 0211 / 25 26 07

Gegen Rückporto erhalten Sie die
Adressen anerkannter Geburtsvorbereite-
rinnen der GfG

Pränatale Diagnostik

CARA e. V.
Beratungsstelle zur vorgeburtlichen
Diagnostik
Große Johannisstraße 110
28199 Bremen
Tel. 04 21 / 59 11 15 4

Arbeitsgruppe «Pränatale Diagnostik»
Evangelische Frauenarbeit
in Deutschland
Klingerstraße 24
60313 Frankfurt / Main
Tel. 0 69 / 2 04 87

ISPPM
Internationale Studiengemeinschaft
für pränatale und perinatale
Psychologie und Medizin
Dr. L. Janus / J. Bischoff
Friedhofweg 8
69118 Heidelberg

Netzwerk ABC-Club e. V.
Drillings- und Mehrlingsinitiative
c/o Helga Grützner-Könnecke
Strohweg 55
64297 Darmstadt
Tel. 0 61 51 / 5 54 30

VaMV
Verband alleinstehender Mütter und
Väter
Bundesverband
Von-Groote-Platz 20
53173 Bonn
Tel. 02 28 / 35 29 95

Fortbildungen für prä- und postnatale Fitness, Aquafitness und Entspannung

mas
Institut für ganzheitliches Training
Klosterstraße 79
50931 Köln
Tel. 02 21 / 4 06 31 21
Fax 02 21 / 4 06 31 29

Literatur

Albrecht-Engel, I.: *Geburtsvorbereitung. Handbuch für werdende Mütter.* Reinbek 1995

Bolesta-Hahn, V.: *Yoga für Schwangere.* Niedernhausen/Ts.

Brewer, G. S./Brewer, T.: *Was jede schwangere Frau wissen sollte.* Issum/Niederrhein

Butler, J. M.: *Fit & Pregnant. The pregnant woman's guide to exercise.* New York 1996

Dale, B./Roeber, J.: *Gymnastik für Schwangerschaft und Geburt.* Ravensburg 1982

Gotved, H.: *Beckenboden und Sexualität.* Stuttgart 1991

Keller, L.: *Schwangerschaftsgymnastik und Geburtsvorbereitung.* Niedernhausen/Ts. 1997

Kitchenham-Pec, S./Bopp, A.: *Beckenbodentraining.* Stuttgart 1995

Miller, J./Pelham, D.: *The facts of life.* New York 1984

Nilsson, L.: *Ein Kind entsteht.* München 1990

Odent, M./Johnson, J.: *Wir alle sind Kinder des Wassers.* München 1995

Rogers, C.: *Zilgrei für eine natürliche Schwangerschaft und Geburt.* München 1994

Shangold, M.: *Sportmedizin für Frauen.* Aachen 1990

Tupler, J.: *Maternal Fitness.* New York 1996

Zimmer, K.: *Das Leben vor dem Leben. Die seelische und körperliche Entwicklung im Mutterleib.* München 1990

Aktuelle wissenschaftliche Abhandlungen zum Thema Schwangerschaft und Sport

American College of Sports Medicine (ACSM): *Excise prescriptions for special populations.* In: Pate et al.: *Guidelines for exercise testing and prescription.* Philadelphia 1991

Bell, R. J., Palma, S. M., Lumley J. M.: *The effect of vigorous exercise during pregnancy in birth weight.* New Zealand 1995

Clapp, J. F., Little, K. D., Capeless, E. L.: *Fetal heart rate respond to sustained recreational exercise.* Journal of Obstretition and Gynecology

Gall, M. M.: *Maternal and fetal responses to maximal exercise during swimming and cycling.* University of Oregon 1992

Mc Murray, R. G., Berry, M. J., Katz, V. L., Graetzer, D. G., Cefalo, R. C.: *The thermoregulation of pregnant women during aerobic exercise in the water.* In: American Journal of Perinatology 2/1993

Mittelmark, R. A.: *Exercise and pregnancy.* Baltimore 1991

Poe, M. P.: *Maternal and fetal responses to low impact aerobic dance.* University of Oregon 1994

Reece, E. A.: *Handbook of Medicine of the fetus and the mother.* Philadelphia 1995

Sternfield, B., Quesenberry, C. P.: *Exercise during pregnancy and pregnancy outcome.* In: Journal of Medicine, Science, Sports and Exercise 1995

Wolfe, L. A., Brenner, I. K., Motolla, M. F.: *Maternal exercise, fetal well-being and pregnancy outcome.* In: Journal of Exercise, Sports, Science 1994

Abbildungsnachweis

S. 29 (Ernährungsdreieck):
Verein zur Förderung der gesunden Ernährung und Diätetik (VfED) e.V.

Die Autorin

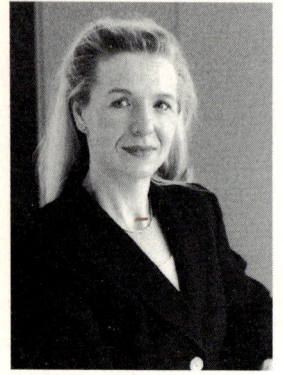

Marion Appel-Schiefer, geboren 1960, Mutter von zwei Töchtern, Studium der Fächer Sport und Biologie an der Universität Münster, Ausbildung zur Motopädagogin und psychologischen Beraterin. Die ehemalige Volleyball-Nationalspielerin unterrichtete fünf Jahre Health and Fitness an der American International School und am Hunter College in New York, ist heute Leiterin eines Instituts für ganzheitliches Training und Lehrbeauftragte der Deutschen Sporthochschule Köln. In Seminaren, Fortbildungen und Vorträgen vermittelt sie aktuelle wissenschaftliche Kenntnisse für eine aktive und gesunde Lebensführung, gerade auch in schwierigen Lebenssituationen.

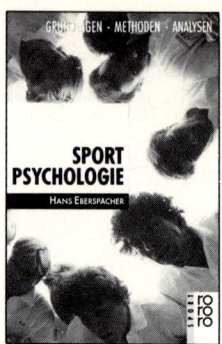

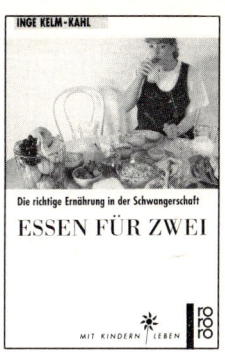

Schönes Leben

Wer möchte nicht verwöhnt werden, das Leben genießen und mit allen fünf Sinnen Spaß haben? Die vorliegenden Bände der Reihe **Schönes Leben** regen an, sich etwas Gutes zu tun und so Körper und Geist zu pflegen.

Gisela Krahl, Autorin der erfolgreichen Wunderlich-Titel *Wonnestunden* und *Tausendschön* hat diese Bände aus ihrem riesigen Schatz an Rezepten und Geschichten rund um die Themen «Naturkosmetik, Schönheit, Wohlfühlen, Genießen, Sinnlichkeit» zusammengestellt.

Gisela Krahl

Rundum fit und schön *Pflege für aktive Körper*
(rororo sachbuch 60190)

Schnupperinseln und Parfüms *Ätherische Öle für wohlige Momente*
(rororo sachbuch 60192)

Von Kopf bis Fuß, mit Haut und Haar *Naturkosmetik für jeden Tag*
(rororo sachbuch 60194)

Streicheldüfte und Schmusespiele *Vergnügliches und Wohltuendes für Mütter und Babys*
(rororo sachbuch 60191)

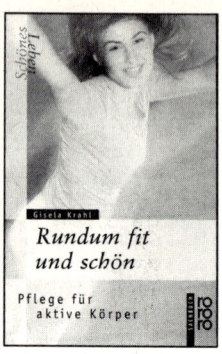

Badefeste *Das reine Vergnügen*
(rororo sachbuch 60193)

Strahlende Augen, schöne Lippen *Aussehen wie Samt und Seide*
(rororo sachbuch 60195)

rororo sachbuch

Ein Gesamtverzeichnis aller lieferbaren Titel der *Rowohlt Verlage, Wunderlich, Wunderlich Taschenbuch* und *Rowohlt Berlin* finden Sie in der *Rowohlt Revue*. Vierteljährlich neu. Kostenlos in Ihrer Buchhandlung.

Rowohlt im Internet:
http://www.rowohlt.de